Worlitschek

Original Säure-Basen-Haushalt

Original Säure-Basen-Haushalt

Wie Sie Ihren Körper wirkungsvoll entsäuern

Von Dr. med. Michael Worlitschek

3., verbesserte Auflage

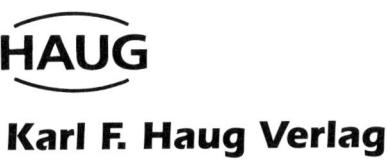

Karl F. Haug Verlag

Bibliografische Information Der Deutschen Bibliothek
Die Deutsche Bibliothek verzeichnet diese Publikation
in der Deutschen Nationalbibliografie;
detaillierte bibliografische Daten sind
im Internet über
http://dnb.ddb.de abrufbar

Programmplanung: Dr. Elvira Weißmann-Orzlowski

2. Auflage 1996

ISBN 3-8304-2040-4

Satz: Progressdruck GmbH, 67346 Speyer
Druck: Druckhaus Beltz, Hemsbach
Umschlaggestaltung: CYCLUS · Visuelle Kommunikation, Stuttgart

Inhalt

Vorwort zur 3. Auflage

Seit nunmehr 16 Jahren beschäftigt mich der Säure-Basen-Haushalt in der täglichen Praxis. Ich konnte in dieser Zeit viele Patienten untersuchen und die Beobachtungen mit Säure-Basen-Messungen vergleichen. Dabei paßten mit einer konstanten Regelmäßigkeit „Abweichungen von der Gesundheit", also Krankheitszeichen, immer mit Veränderungen im Säure-Basen-Haushalt zueinander. Und immer war es die latente Azidose, also die Verminderung der basischen Pufferkapazitäten, die bei den verschiedensten Krankheitsbildern zu messen war. Ebenso regelmäßig war zu beobachten und durch Messungen festzuhalten, wie sich Krankheiten lindern oder heilen ließen.

Eine weitere Auflage des jetzt schon bewährten Patientenratgebers war notwendig. Viele Leser hatten mich angerufen oder bei Vorträgen angesprochen. Sie sagten, daß sie durch die Lektüre sich in Krankheiten „symbolisch" geschildert sahen. Daraufhin änderten sie ihr Lebensverhalten und konnten – selbst bei jahrelangen Beschwerden – wieder beschwerdefrei leben. Es ist für mich von der biochemischen Seite her immer wieder faszinierend zu beobachten, wie durch die einfach erscheinenden Umstellungen im Säure-Basen-Haushalt, die aus der chronischen Übersäuerung herausführt, diese Veränderungen möglich, ja fast mathematisch gesichert zu erwarten sind.

Es hat sich auch herausgestellt, daß verschiedene Suchtverhalten (Alkohol, Nikotin, Süßigkeiten) durch eine energische Entsäuerung günstig zu beeinflußen waren. Das beweist, daß der menschliche Organismus, wenn er biochemisch gefestigt ist, durch Stürme von außen schwerlich „umgeworfen" werden kann. Ich möchte deshalb jedem Betroffenen raten, die verschiedenen Ratschläge aufmerksam zu lesen und umzusetzen. Ich wünsche auch Ihnen viel

Erfolg, Ihre Probleme zu erkennen und damit fertig zu werden.

Seit der Herausgabe meines Fachbuchs 1991 sind Mitbewerber auf den Markt gekommen – ein Hinweis dafür, daß die Thematik viele berührt. Es war auch interessant zu beobachten, wie sich Kochvorschläge überhäuften. Ich hatte bewußt vermieden, eine Rezeptpalette aufzulisten, denn im Säure-Basen-Haushalt zu kochen ist denkbar einfach: mit Zucker sparen und tierisches Eiweiß vermindern. Dafür mehr Obst und Gemüse auf den Speiseplan, alles gut kauen und einspeicheln, und fertig ist das beste Säure-Basen-Gericht! Zusätzlich sollten Sie noch tierische Fette durch pflanzliche Öle mit ungesättigten Fettsäuren ersetzen, wobei ich einen zurückhaltenden Butterverbrauch jeder Margarine·bevorzuge. Und diese wenigen Ratschläge kann jeder umsetzen, der einigermaßen im Kochen geübt ist!

Viele Leser schätzen, daß prinzipiell kein Nahrungsmittel – wie bei anderen Diäten – verboten ist. Es müssen nur die Mengenverhältnisse stimmen. Wie das geht, ist ausführlich im Kapitel Ernährungsumstellung dargestellt.

Den neuen Lesern wünsche ich ein gutes Verständnis für diese einfache und doch so tiefgreifende Thematik. Damit Sie alle zu dem zurückfinden, was viele verloren geglaubt haben – die Gesundheit! Denn: Krankheiten gibt es viele, aber Gesundheit nur eine!

Waldkirchen

Dr. med. Michael Worlitschek
Allgemeinarzt
Naturheilverfahren

Vorwort zur 1. Auflage

Von der sauren Erde, vom Waldsterben, von der Umweltbelastung spricht schon fast jeder. Was verbirgt sich eigentlich dahinter? Es sind biochemische Zusammenhänge, die ihre Grundlage im Zusammenspiel von Säuren und Basen haben. In der Intensivmedizin sind diese Tatsachen wohlbekannt. Die Alltagsmedizin befaßt sich mit diesem Problem jedoch kaum.

Auf die Frage nach der richtigen Ernährung bekommt der Patient oft gesagt: „Du darfst alles essen, was Dir schmeckt!" Dies ist sogar richtig, aber es kommt auf das „Wie und Wieviel" an. Vieles ist unklar, sogar mancher Therapeut weiß keine Antwort. Das von mir gleichfalls im K. F. Haug Verlag erschienene Fachbuch „Praxis des Säure-Basen-Haushaltes" konnte bereits in zweiter Auflage erscheinen. Gespräche mit Kollegen zeigten mir, daß dieser Thematik großes Interesse entgegengebracht wird. Aus diesen Erfahrungen ist die vorliegende Schrift für Patienten entstanden; es soll eine einfache Antwort auf ein oft schwierig erscheinendes Thema versucht werden.

Es ist mein Anliegen, Sie mit einfachen Lebens- und Ernährungsregeln vertraut zu machen, damit Sie in Ihrem jeweiligen Lebensbereich bewußt einkaufen und sich versorgen können.

Das Wort Natriumbicarbonat wird oft vorkommen, es ist ein Stoff, der natürlicherweise im Körper gebildet wird. Bei einer zusätzlichen Einnahme wird deshalb die Natur nachgeahmt, wenn der Körper aus verschiedenen Gründen daran verarmt ist.

Vielen Patienten konnte schon durch das Herausführen aus der chronischen Säurebe- und -überlastung geholfen werden; so soll dieses Wissen auch Ihnen Erleichterung bringen, wenn bisherige Heilmaßnahmen nicht geholfen haben.

Waldkirchen, Sommer 1994

Dr. med. Michael Worlitschek
Allgemeinarzt
Naturheilverfahren

Kleiner Exkurs in die Biochemie

Um den Säure-Basen-Haushalt verständlich zu machen, müssen wir eine allgemeine Meßgrundlage benutzen. In der Medizin und der Chemie wird dazu die pH-Skala angewandt:

0 1 2 3 4 5 6 7 8 9 10 11 12 13 14

sauer   neutral   basisch

Mit dieser pH-Skala kann nun der Grad oder die Stärke einer Säure festgelegt werden. Diese Stärke wird bestimmt durch die Fähigkeit einer chemischen Verbindung, Wasserstoffionen (H+) abzuspalten. Bei der Skalenbreite von 0–14 ist 7 der Neutralpunkt. Je stärker eine Säure ist, um so kleiner wird der pH-Wert sein. Von 7–14 ist der Basenbereich, je höher, desto mehr Basen stehen zur Verfügung.

Vereinfachte Darstellung von Säuren: Säuren sind chemische Verbindungen, die sauer reagieren und Wasserstoff (H) enthalten. Vereinfachte Darstellung von Basen: Basen sind chemische Verbindungen, die basisch reagieren und eine Hydroxylgruppe (OH) enthalten.

Säuren und Basen verhalten sich also gegensätzlich, es müssen aber beide als Wechselspieler im Organismus vorhanden sein. Wichtig ist: Treffen ein Säuremolekül und ein Basenmolekül zusammen, so entsteht ein neutrales Salzmolekül, das dem Körper nicht mehr schaden und problemlos ausgeschieden werden kann.

Als häufig vorkommendes Salz soll das Kochsalz, das Natriumchlorid, als Beispiel genannt werden. Chlor für sich ist ein äußerst aggressives, saures Molekül; in Verbindung aber mit dem basischen Molekül Natrium entsteht eine ungefährliche Salzverbindung, die der Körper dringlich braucht. Wir sehen hier eine bedeutsame Wechselbeziehung, die nicht oft genug betont werden kann. Diese Wechselbeziehung gibt es auch in der Natur: Tag und Nacht, Ebbe und Flut, Wärme und Kälte, und eben auch Säuren und Basen.

Bedeutsam ist die Tatsache, daß bei der pH-Meßskala ein logarithmischer Zusammenhang besteht. Dies bedeutet, daß bei einem Sprung von pH 7 zu pH 6 die Wasserstoffionen nicht um +1 zunehmen, sondern um den Faktor 10.

Das menschliche Blut hat einen Normal-pH-Wert von 7,35–7,45, der im Extremfall von 7,3 bis 7,8 schwanken kann. Hier ist eine entscheidende Tatsache zu sehen: Der Mensch lebt in einem basischen Bereich und scheint daraus seine Lebenskraft zu schöpfen! Unter und über den Extrem-pH-Werten ist ein Leben nicht mehr möglich.

Ausschlaggebend bei einem gemessenen pH-Wert ist aber die Pufferkapazität, d. h. die Möglichkeit, im Stoffwechsel entstandene oder durch die Nahrung aufgenommene Säuremoleküle durch Puffermechanismen „abpuffern", vorübergehend aufsaugen zu können. Sonst würden sich diese pH-Werte ständig drastisch verändern. Daraus muß gefolgert werden, daß diese Puffersysteme „gepflegt" werden müssen, um einen ideal arbeitenden Stoffwechsel zu erhalten. Findet diese „Pflege" nicht statt, muß der Körper auf eingelagertes Puffermaterial zurückgreifen.

Zu den „sauren" Mineralien zählen Schwefel, Phosphor, Chlor, Fluor, Jod und Silizium, während die „basischen" Gegenspieler hauptsächlich Natrium, Kalium, Kalzium, Magnesium und Eisen sind.

Die genannten Mineralien, man kann sie auch Entsäuerungs-Mineralien nennen, sind normale Bestandteile einer natürlichen Kost. Sie müssen im gesamten Körper, in jeder Zelle anwesend sein, weil sie laufend für Neutralisierungsvorgänge notwendig sind. Bei vielen Menschen haben sich jedoch diese Mineralien verringert, wie wir noch sehen werden.

Bei einer wissenschaftlichen Tagung brachte es Prof. Bässler (Stoffwechselexperte) auf den Punkt: *„Defizite an Kalzium, Magnesium, Kalium oder Natrium bringen den physiologischen Erregungsablauf durcheinander, Magnesium- und Kalziumverluste verändern die Muskelkontraktion, Eisenmangel verschlechtert Sauerstofftransport und zelluläre Atmung, niedrige Magnesium- und Eisenspiegel behindern die Energieversorgung…"*

Das Säure-Basen-Gleichgewicht ist Voraussetzung für alle anderen Funktionen. Es ist die Basis für alle Lebensvorgänge im ganzen Organismus und die Grundvoraussetzung für eine gute Gesundheit und die Kraft, im Krankheitsfall rasch wieder zu gesunden.

Spaziergang durch den menschlichen Körper

In diesem Abschnitt möchte ich Ihnen die wichtigsten Organfunktionen aufzeigen, damit Sie das Rüstzeug für das nächste Kapitel bekommen.

Ein wichtiger Vorgang findet ständig in unseren Körperzellen statt, von denen wir ca. 100 Billionen haben. In jeder dieser Zellen entsteht bei der Energiegewinnung Kohlensäure. Diese Kohlensäure ist eigentlich eine recht aggressive Säure, die aber sofort von Puffermaterial abgefangen wird – wenn es in ausreichender Menge zur Verfügung steht. Dies ist jedoch nicht immer der Fall; außerdem gibt es oft lange Transportwege, auf denen die gebildeten „Schlackenstoffe" abtransportiert werden müssen, lange Wege, auf denen leicht etwas „hängenbleiben" kann.

Verdauungsorgane

Bei der Beschäftigung mit der Ernährung werden wir sehen, daß die zugeführte Nahrung noch lange nicht die Ernährung darstellt. Der österreichische Arzt Dr. Franz Xaver Mayr (1875–1965) hatte die Menschen intensiv beobachtet und herausgefunden, daß viele Krankheiten ihre eigentliche Ursache in krankhaften Verdauungsabläufen haben. Dabei ließen sich bereits entstandene Krankheiten durch Heilung der Verdauungsabläufe bessern oder auskurieren. Von ihm stammt der Kernsatz der Ernährung:

Ernährung <——> Nahrung x Verdauungskraft

Ernährung ist also nicht direkt mit der zugeführten Energie (Nahrungsmittel) gleichzusetzen, sondern sie ist eine Funktion der Verdauungskraft, d.h. der Art und Weise, wie eine Nahrung zu der Essenszeit von den Verdauungsorganen verarbeitet werden kann. Und diese Verdauungskraft ist nicht nur abhängig vom Funktionieren der Verdauungsorgane, sondern vom ganzen Menschen, insbesondere vom Nervensystem. Die Verdauung ist ein Mechanismus, der vom unbewußt arbeitenden Nervensystem gesteuert wird. In dieses Nervensystem greifen alle negativen Einflüsse ein – Ärger, Streß, Hetze, allgemeines Unwohlsein.

Der Volksmund hat so manches Sprichwort geprägt: „Es liegt mir wie ein Stein im Magen", „dem läuft die Galle über". Medizinisch kann dies mit der oben genannten Formel erklärt werden. Die wichtigsten Ernährungsfehler können Sie im Abschnitt Ernährungsumstellung (s. S. 43) nachlesen.

Es ist wichtig, sich diese Zusammenhänge zu verdeutlichen; so mancher wird dann wohl sagen: „Ja, jetzt ist mir klar geworden, warum ich damals plötzlich Bauchschmerzen hatte und wie ich einige Zeit danach meine Rückenschmerzen bekam."

Jeder mag schon einmal Sodbrennen verspürt haben. Woher kommt aber dies?

Der Magen hat in seinem Mittelteil die Belegzellen, die die zur Verdauung notwendige Salzsäure bilden. In einer biochemisch wichtigen Reaktion wird aus Kochsalz, Kohlensäure und Wasser Salzsäure und Natriumbicarbonat gebildet. Die Salzsäure geht in das Mageninnere, während das Natriumbicarbonat über den Blutweg abtransportiert wird. Der Säureforscher Sander hat dies schon erklärt:

„Die entstehende Flut von Natriumbicarbonat, die sofort ins Blut übergeht, würde zur schwerwiegenden Alkalose führen, wenn nicht die basenliebenden Organe – Leber, Gallenblase, Bauchspeicheldrüse, Dünndarmdrüsen – diese Basenflut aufnehmen würden. Wenn diese Organe mehr Basen zur Verdauung benötigen, muß der Magen mehr Natriumbicarbonat herstellen, zugleich entsteht aber eine übermäßige Salzsäureproduktion. *Diese macht sich im Symptom ‚Sodbrennen' bemerkbar. "*

Die basenliebenden Organe sind: Speicheldrüsen des Mundes, Leber, Gallenblase, Bauchspeicheldrüse, Drüsen des Zwölffingerdarms und Drüsen des Dünn- und Dickdarms. Dabei werden innerhalb von 24 Stunden folgende Säftemengen gebildet:

1,5 Liter Speichel	pH-Wert: nicht unter 6,3
2,5 Liter Magensaft	pH-Wert: 1–2
0,5–1,5 Liter Galle	pH-Wert: 7,5–8,8
0,7 Liter Bauchspeichel	pH-Wert: 7,5–8,8
3 Liter Darmdrüsensaft	pH-Wert: 7,5–8,8

Nach dem Magen gelangt der Speisebrei in den Zwölffingerdarm und weiter in den Dünndarm. Im Idealzustand herrscht eine Harmonie zwischen den Verdauungssäften und den notwendigen Darmbakterien, es besteht eine Symbiose. Normalerweise wird der Speisebrei im Dünndarm mit Hilfe der Verdauungssäfte problemlos verarbeitet. Der Dünndarm selbst ist frei von Bakterien, erst im Dickdarm besteht eine körpereigene Bakterienflora. Aber durch chronische Störungen kann es zu einem Aufsteigen der Bakterien kommen, auch zum Auftreten von Candida-Pilzen. So ist einer krankhaften Gärung im Dünndarm jetzt jede Möglichkeit geboten, der Darm stellt gewissermaßen einen Gärbottich dar. Es kommt zur Bildung von Fuselalkoholen, die Schwindel wie bei einer Trunkenheit hervorrufen. Die Candida-Pilze sind schon fast zu einer Volksseuche geworden, näheres hierzu ist in dem im Literaturverzeichnis aufgeführten Buch von Markus nachzulesen.

Die Darmzotten sind klüger als ihr menschlicher Besitzer: Sie verweigern die Aufnahme von Säuren. Daher kann nach einer säurereichen Mahlzeit Durchfall auftreten. Die Darmzotten schalten beim Auftreten der starken Säuren ab, und so verläßt der Stuhl uneingedickt den Darm.

Im Alltag tritt häufig Durchfall auf, vor allem nach Festtagen. Wenn man überlegt, was an Festtagen an sauren Lebensmitteln und was alles durcheinander gegessen wird, so bleiben als Endresultat nur Säuren übrig. Denken Sie auch an einen Kindergeburtstag! Es ist dann sinnvoller, den Darm zu entleeren, als ein Medikament zu nehmen, das die Darmtätigkeit blockiert. Ein Durchfallgeschehen ist im Grunde ein Notventil, um den ganzen Körper vor erheblicher Allgemeinerkrankung zu schützen. Über die Selbstvergiftung vom Darm aus wurde schon relativ früh von Pirlet wissenschaftlich gearbeitet. Bei Rheumaerkrankungen wird heute bereits eine Entstehungsursache im Darm diskutiert.

Ich hoffe, die Gärung ausführlich dargestellt zu haben. Statt der geordneten Verwertung eines guten Lebensmittels kann eine krankhafte Gärung mit all ihren Nachteilen entstehen. Schon F. X. Mayr sprach zu seiner Karlsbader Zeit (1920–1935), als unter anderem Adenauer bei ihm zur Kur war, *„von dem großen Bauch als Quelle der Säure im Blut"*.

Lokale Darmstörungen haben aber auch Auswirkungen auf die sie umgebenden anatomischen Gebilde. So können

Nervenreizungen auftreten, die sich nach außen fortbreiten und dann Rückenschmerzen oder einen Hexenschuß verursachen.

Ein indisches Sprichwort sagt: „Du sollst deinen After genauso pflegen wie deinen Mund." In unserer verklemmten Zeit ist dies ein befremdender Satz, aber die Zahl der Enddarmkarzinome spricht eine deutliche Sprache. Stuhlgang haben heißt noch lange nicht, daß alles ausgeschieden wird, was nicht mehr in den Darm hineingehört.

Die Aufgabe des Blutes

„Blut ist ein besonderer Saft." Das Blut ist ein Transportorgan für Nähr- und Abfallstoffe und für den Säure-Basen-Haushalt ein wichtiges Puffersystem, besonders hinsichtlich des Bicarbonats. Die Regulierung geschieht über die Organe Lunge und Niere.

Eine wichtige Funktion des Körpers ist es ja, sein Blut als Transportmedium so rein wie möglich zu halten, das heißt, ansteigende Säurekonzentrationen abzupuffern. Zugleich werden die Säuren auf den Transportwegen jedoch „abgestellt".

Die Aufgabe der Nieren

Die Nieren sind das Zentralorgan der Säureausscheidung, es stehen dafür fünf Mechanismen zur Verfügung. Daraus ist ihre Wichtigkeit abzuleiten. Die Nieren können sehr viel leisten, aber auch sie müssen regeneriert werden, um sich nicht zu erschöpfen. Die zunehmende Zahl der chronisch Nierenkranken spricht für eine permanente Überforderung dieses Organs.

Die Lunge als Regulator

Die in den Zellen gebildete Kohlensäure wurde an das Puffersystem des Blutes gebunden und kann nun in der Lunge wieder zurückgewandelt und abgeatmet werden. Deshalb ist eine gute Atemtechnik so wichtig, weil so mehr Kohlensäure abgeatmet und frischer Sauerstoff aufgenommen wird.

Die Leber als biochemisches Zentrum

Nach neueren Untersuchungen ist auch die Leber ein wesentliches Organ im Säure-Basen-Geschehen. Sie hat also ihren Namen „Chemische Fabrik des Körpers" nicht zu Unrecht.

Das Bindegewebe als Säurespeicher

Es ist das große Verdienst von Pischinger, das System der Grundregulation des Bindegewebes entdeckt zu haben. Dieses System ist die Funktionseinheit der Gefäßendstrombahn, der Bindegewebszellen und der nervösen Endbahnen. Das gemeinsame Wirkfeld ist die Flüssigkeit, die die Zellen umspült, Lymphgefäße und Lymphknoten sind dabei angeschlossen. Es handelt sich um das größte den Organismus ganzheitlich durchziehende System.

Zum Thema „Was versteht man unter Stoffwechselschlacken" hat sich Prof. Pirlet, der ehemalige Ordinarius für Physiotherapie in Frankfurt, wie folgt geäußert:

„Schlacke ist das Abfallprodukt bei der Verbrennung von Kohle. Hochofen-Schlacke ist der Abfall beim Erz-

schmelzen. In übertragenem Sinne sind Körperschlacken die ausscheidungspflichtigen Zwischen- und Endprodukte des Stoffwechsels. Bei der bakteriellen Zersetzung unverdauter Nahrungsstoffe entstehen teilweise hochgiftige Stoffe, deren Giftwirkung auf Zellen, die Leber, das Blut, die Nerven, das Immunsystem, das Fortpflanzungssystem übergehen kann. Überreichlich zugeführte Nahrung muß ebenfalls irgendwo eingelagert werden, das Bindegewebe verschlackt. Beim Muskel- und Knochengewebe sind lange Saftspalten beim Abtransport von Schlacken zu überwinden, die Einschlackung als Wegbereiter der Arthrose beginnt schon in frühen Jahren."

Einteilung der Übersäuerungszustände

Zur Übersicht über den Schweregrad der Übersäuerung dient folgende Stadieneinteilung:

1. Idealzustand: Im Idealzustand, bei dem das Blut im Säure-Basen-Gleichgewicht und auch im Gewebe noch nichts Krankhaftes festzustellen ist, befindet sich eigentlich nur der frischgeborene Säugling, der einen völlig unbelasteten Schwangerschaftsverlauf hinter sich hat.

2. Unterschwellige Übersäuerung: Dieser Zustand ist für die meisten bereits Alltag, es besteht eine Minderung der Pufferbasen im Blut ohne pH-Veränderung.

3. Akute Übersäuerung: Ein Patient mit einer akuten Infektion ist beispielsweise in einem akuten Übersäuerungszustand. Die Ausscheidungsorgane (Nieren, Darm, Atemwege) arbeiten auf Hochtouren, um durch Entzündungen, Katarrhe, Fieber und andere Ausscheidungsvorgänge (Erbrechen, Durchfall, Harnflut) Gifte auszuscheiden.

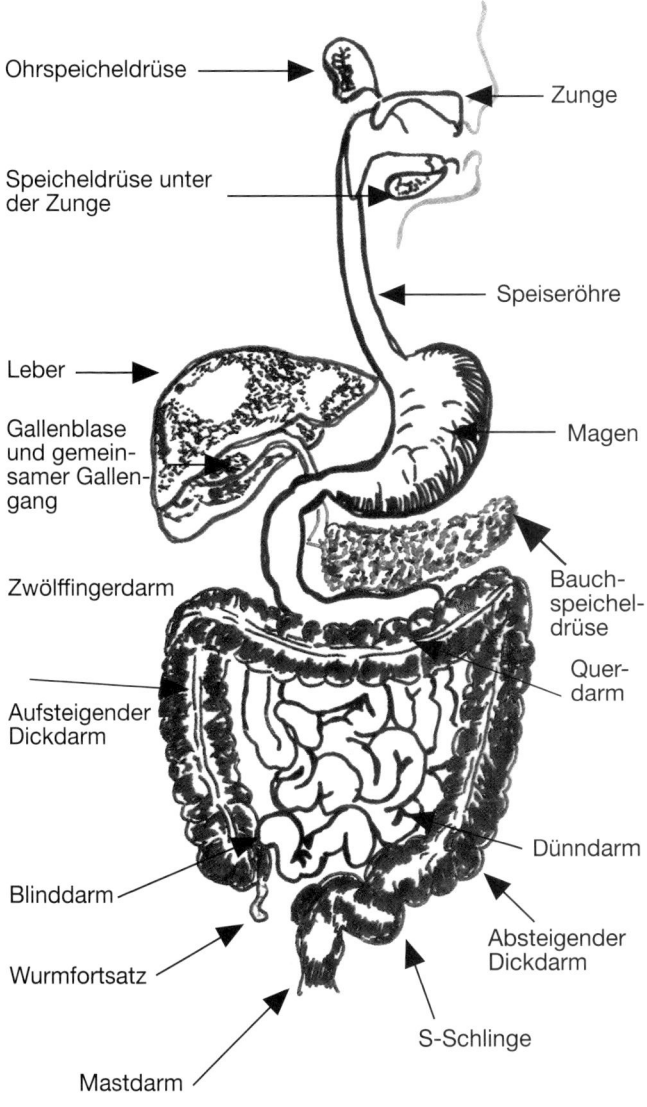

Ohrspeicheldrüse

Zunge

Speicheldrüse unter
der Zunge

Speiseröhre

Leber

Gallenblase
und gemein-
samer Gallen-
gang

Magen

Zwölffingerdarm

Bauch-
speichel-
drüse

Quer-
darm

Aufsteigender
Dickdarm

Dünndarm

Blinddarm

Wurmfortsatz

Absteigender
Dickdarm

Mastdarm

S-Schlinge

4. Chronische Übersäuerung: Diese Erscheinungsform liegt beispielsweise beim chronischen Rheumapatienten vor. Abbaukrankheiten sind hier zu finden oder werden noch von diesem Stadium ausgehen. In der Langzeitbeobachtung zeigt sich leider sehr deutlich, daß der Mensch zwar viel an Reserven mitbekommen hat, sich aber auch die stärksten Reserven erschöpfen können. Es wird dann „aus heiterem Himmel" eine lebensbedrohliche Krankheit festgestellt, die auf dem Boden einer unterschwelligen Übersäuerung vorbereitet und durch einen kleinen Anlaß ausgelöst wurde.

Wechselwirkungen im Säure-Basen-Haushalt

Der bekannte Säureforscher Friedrich Sander hatte in seinem Lehrbuch „Der Säure-Basen-Haushalt des menschlichen Organismus" (erschienen im Hippokrates-Verlag 1953) bereits die verschiedenen Wechselwirkungen herausgestellt, die sich täglich aufs neue bestätigen und die wichtige Zahnradfunktion untermauern.

1. Die Zufuhr von Säuren und Basen über die Nahrung,

2. die Bildung von normalen Stoffwechselausscheidungsprodukten,

3. die Bildung von krankhaften Stoffwechselausscheidungsprodukten,

4. die Ausscheidung von Säuren und Basen über Niere und Darm,

5. die Ausscheidung von Kohlensäure über die Lunge,

6. die stoffwechselangepaßte Bildung von Salzsäure und Natriumhydrogencarbonat im Magen,

7. die Beschaffenheit und das Fassungsvermögen der Depots für Säuren und Basen,

8. die Regulation all dieser Funktionen und Organtätigkeiten.

Aus diesem Zusammenspiel ergeben sich Beeinflussungen jeder Zelle und jedes Organs. Tabelle 1 zeigt eindrucksvoll, wie ein saurer Stoffwechsel die Gesundheit verändern kann, und wie ein basischer Stoffwechsel (dies entspricht dann einer Entsäuerungsphase) den Normalzustand wieder herbeiführen kann. Erklärt werden muß noch Sympathikus und Parasympathikus. Diese beiden Nervensysteme gehören zu unserem unbewußten Nerven-Steuerungssystem. Der Sympathikus ist der Anteil, der auf alle Veränderungen um uns herum reagiert, er ist der „Streßmanager", der „Flucht, Angriff und Abwehr" organisieren muß. Der Parasympathikus ist dagegen das genaue Gegenteil, auch der Gegenspieler des Sympathikus genannt. Er ist der beruhigende Anteil, er regelt die Verdauung, er baut Körperkräfte wieder auf. Und diese Beruhigung ist entscheidend abhängig vom Vorhandensein basischer Mineralstoffe. Die Verdauung beruhigt sich, dadurch erfolgt eine Beseitigung von Fehlverdauung, die meist Säuren bildet, und die wichtige, erholsame Funktion des Schlafes kann dem Menschen wieder zu einer „normalen = besseren" Gesundheit verhelfen.

Tab. 1: Wechselwirkungen im Säure-Basen-Haushalt

	Saurer Stoffwechsel	Basischer Stoffwechsel
vegetative Nerven	Sympathikus erregt	Parasymp. erregt
Temperatur	Fieberanstieg	Fieberabfall
Blutdruck	erhöht	erniedrigt
Blutzucker	erhöht	erniedrigt
Stoffwechsel	Anstieg	Abfall
Schlaf	Wachsein	Müdigkeit
Entzündung	erhöht	vermindert
Lymphgewebe	vermehrt	vermindert
Strahlenempfindlichkeit	erhöht	vermindert
Leistungsfähigkeit	rasche Ermüdung	große Ausdauer
Stimmung	oft gedrückt	oft gehoben
Gefäße	enggestellt	weitgestellt
Histamin = Allergiebereitschaft	aktiv	gebunden

Säure frißt Löcher in die Gesundheit

So wie die Säure einen Rostfleck am Auto bewirkt, fressen die überschüssigen Säuren Löcher in unsere Gesundheit.

Ragnar Berg (Säure-Basen-Forscher) hat sich schon vor über 70 Jahren mit der Übersäuerung befaßt und schrieb damals: *„Dabei wird die Alkalisierung des Blutes ein bestimmtes Maß nicht überschreiten, weil mit der Nahrung immer wieder neue Säuren zugeführt werden und auch die ausgeschiedene Salzsäure wieder resorbiert wird. Wir müssen annehmen, daß dem Blut tatsächlich noch eine bisher nicht erwähnte Regulationsvorrichtung zu Gebote steht. Das Blut hat also die in Überschuß aufgenommenen Säuren, die nicht durch die Nieren oder durch den Darm entfernt werden konnten, irgendwo vorläufig deponiert."*

Die Ärztin Anna Martens schrieb 1923 in ihrem Büchlein „Ernährungskuren für Kranke" (Hygiea Verlag, Trogen [Schweiz]) auch schon über Säurekrankheiten, deren Behandlung mittels der Nahrung und über die Wichtigkeit der Natronverbindungen für das Unschädlichmachen der Kohlensäure, welche ein sehr giftiges Endzersetzungsprodukt darstellt.

Ein Sauerstoffmangel im Gewebe führt zur vermehrten Bildung von Stoffwechselprodukten, meist eben Säuren, und dadurch zur Entstehung einer lokalen Stoffwechselübersäuerung. Diese örtliche Säurekonzentration ruft dann mehr oder weniger starke Schmerzen hervor. Diese Tatsachen finden sich in einem Chirurgielehrbuch aus meiner Studentenzeit; leider werden sie jedoch bei der heutigen Schmerzbekämpfung nicht mehr beachtet.

In Zusammenhang mit dem vorangegangenen Kapitel möchte ich hier die **Ursachen der Stoffwechselübersäuerung** darstellen:

Innere Ursachen:

Chronische Darmgärung bei falscher Eßweise, Säurebildung bei Hunger und Fieber, Zuckerkrankheit, Alkoholkonsum, chronische Nierenschwäche, allgemeiner Sauerstoffmangel bei Herzschwäche, schwere körperliche Belastungen und Vergiftungen, örtlicher Sauerstoffmangel bei Durchblutungsstörungen, Cortisontherapie, Kaliummangel.

Äußere Ursachen:

Falsche Ernährung mit zu hohem Fleischanteil, verkehrte Zubereitung, Mangel an Frischkost und fehlende Flüssigkeitszufuhr.

Wo können sich nun diese Übersäuerungszustände auswirken? Die Antwort ist einfach: an jeder Zelle oder jedem Organ im Körper! Eine Entsäuerungstherapie ist immer angezeigt; je nach dem Grad einer bereits bestehenden anatomischen Veränderung kann sich eine Krankheit ganz oder nur teilweise zurückbilden. Die allgemeine Erfahrung ist, daß sich die Lebensqualität auf jeden Fall merklich und nachhaltig bessern läßt.

Wichtig ist, daß die Fließfähigkeit des Blutes durch die Übersäuerung wesentlich herabgesetzt wird, dadurch verschlechtert sich die Versorgung in den feinen Gefäßabschnitten.

Eine weitere bedeutende Tatsache wurde bei einer sportmedizinischen Untersuchung festgestellt: Die Regulation des Säuregehalts im Blut weist die stärkste Abnahme seiner Leistungsfähigkeit im Verlauf des Alterungsprozesses auf.

Erkrankungen des Magen-Darm-Bereichs

Die Diagnosen chronische Magenschleimhautentzündung, Magen- und Zwölffingerdarmgeschwüre und Reizdarm sind weitverbreitet. Medikamente der klassischen Medizin bringen oft nur Scheinerfolge.

Praxisbeispiel:

55jährige Patientin, chronische Verstopfung, seit 4 Monaten Entzündung der Dickdarmschleimhaut, will keine weiteren chemischen Medikamente einnehmen, bei der Untersuchung bereits ausgeprägter Übersäuerungszustand im Blut. Ernährungsumstellung, Basenzufuhr. In kurzer Zeit Stuhlregulierung und Abnahme der Schmerzen im Dickdarmbereich.

Bei diesen Erkrankungen möchte ich aber darauf hinweisen, daß der Patient zur aktiven Mitarbeit bereit sein muß!

„Wenn du nicht bereit bist, dein Leben zu ändern, kann dir nicht geholfen werden."
Hippokrates (460–377 v. Chr.)

Genauso positiv können sich die Umstellungen selbst bei schweren Lebererkrankungen auswirken. Die Leber ist ein Organ, das durch eine biochemische Belebung viel von seiner Leistungsfähigkeit zurückerhalten kann.

Herz-Kreislauf-Erkrankungen

Schon F. X. Mayr konnte Patienten mit Atemnot, Herzklopfen und Herzschmerzen durch die Darmreinigungskur mit Erfolg behandeln. In der allgemeinmedizinischen Praxis sind diese Beschwerden häufig anzutreffen, ebenso Herzrhythmusstörungen, niedriger Blutdruck, und oftmals wird die Diagnose „vegetative Dystonie" gestellt. Diese Diagnose bedeutet nichts anderes, als eine Fehlspannung des vegetativen Nervensystems.

Vielen Patienten konnte schon allein durch eine Entsäuerung geholfen werden. Bevor auf chemische Mittel mit entsprechenden Nebenwirkungen zurückgegriffen wird, sollte erst eine Mineralstoffmischung mit Kalium und Magnesium ausprobiert werden, daneben eine intensive allgemeine Entsäuerung.

Beschwerden aufgrund von Durchblutungsstörungen im Gehirn sind ebenfalls sehr häufig. Wir wissen bereits, daß übersäuertes Blut zäh fließt und in feine Gefäßbezirke nicht mehr genügend einfließen kann. Im Gehirn führt dies zu Benommenheit bis hin zum Schlaganfall.

Praxisbeispiel:

90jähriger Patient klagt über Kopfdruck, Benommenheit, beginnende geistige Ausfälle. Einnahme von 3 x 5 Bullrich Vital Basentabletten. Relativ rascher Beschwerderückgang, geistig wieder völlige Klarheit.

Ähnliches gilt für Durchblutungsstörungen im Ohr; der Hörsturz wird schon zu einer Modekrankheit. Nachteilige Blutveränderungen können sich im Innenohr mit den feinen anatomischen Gebilden katastrophal auswirken. Bei ersten Anzeichen mit Druck im Ohr oder Ohrensausen ist intensive Entsäuerung und Basenzufuhr angezeigt. Meist waren es in meiner Praxis Patientinnen, denen ich so helfen konnte.

Auch die Migräne möchte ich hier mit einordnen. Migränebehandlung im Sinne der Entsäuerung ist eine dankbare Aufgabe. Die Mitarbeit des Patienten vorausgesetzt, gibt es eine sehr hohe Erfolgsquote.

Orthopädische Erkrankungen

Die Zahl der Wirbelsäulenerkrankungen mit unklaren Schmerzen in Armen und Beinen hat in den letzten Jahren erheblich zugenommen. Auch die dadurch bedingte Zahl der ausgefallenen Arbeitstage ist gestiegen.

Nach Wendt, einem weiteren bekannten Säureforscher, ist die Eiweißspeicherung und die Lymphstauung als Ursache für den Schmerz des Weichteilrheumatikers anzusehen, wobei die Diagnose Weichteilrheuma eine Zusammenfassung für Erkrankungen im Weichteilgewebe ist. Der Körper hat in der Harnsäureablagerung im Gewebe eine wichtige Möglichkeit, sich überschüssiger Harnsäure aus dem Blut zu entledigen, wenn sie nicht über die Nieren ausgeschieden werden kann. Besteht aber bereits eine saure Stoffwechsellage, so kann die Harnsäure noch schlechter ausgeschieden werden und belastet so den Körper um so mehr.

Oft ist es dann ein kalter Luftzug oder eine schnelle Bewegung, und plötzlich ist ein heftiger Schmerz im Kreuz zu spüren: Hexenschuß! Der Luftzug oder die schnelle Bewegung sind also nur ein Auslöser für den Schmerz. So müssen Sie in Zukunft Ihren Wirbelsäulenschmerz sehen und selbst aktiv daran mitarbeiten, daß die eigentliche Ursache, die Gewebeübersäuerung, wieder abgebaut wird!

Praxisbeispiel:

Fabrikarbeiterin, 57 Jahre, immer wieder Wirbelsäulenbeschwerden bei Muskelverhärtungen, traurige Verstimmungen, Schwindelzustände, häufige Blasenentzündungen. Eine Blutuntersuchung ergibt hochgradige Schwächezustände im Pufferverhalten im Blut und Mineralmangelzustände in den Zellen. Die Therapie erfolgt mit Basentabletten, Ernährungsumstellung, insbesondere Weglassen von Zucker- und Weißmehlprodukten, Massagetherapie. Nach 2 Monaten Wohlergehen, die Wirbelsäulenbeschwerden sind völlig abgeklungen, Muskelknoten nicht mehr tastbar, wieder frischer Lebensmut.

Auch die Osteoporose nimmt derzeit einen großen Stellenwert bei den orthopädischen Erkrankungen ein. Verschiedenste Heilungsvorschläge wurden in der Vergangenheit ausprobiert, keiner war der „Stein der Weisen". Dabei beginnt diese Krankheit schon lange vor ihrem Ausbruch oder ihrer Feststellung. Schon in jungen Jahren ist die Ernährung mineralstoffarm, das „Kalziumräuber-Quartett" Alkohol-Nikotin-Koffein-Zucker verrichtet seine unheilvolle Arbeit. Es zeigt sich immer wieder, daß der heutige Mensch sich wesentlich mehr Mineralstoffe zuführen muß. Zum einen verbraucht der Disstreß-Patient mehr davon, zum anderen sind mehr Mineralstoffe notwendig, um einen stoffwechselblockierten Organismus wieder in Gang zu bringen.

Fehlt das Mineral Kalzium bereits in jungen Jahren, kommt es zu einer mangelhaften Knochenbildung. Wird dann nicht bewußt mehr Kalzium zugeführt, sei es durch eine bewußte Ernährung oder als Medikament, bleibt das „Kalziumkonto" im Minus. Späterer Mineralstoffmangel führt dann zu einer Beschleunigung der Abbauprozesse im Skelettsystem.

Warum aber ist bei der Osteoporoseentstehung die Frau in der Postmenopause „bevorzugt"? Aus der Sicht des Säure-Basen-Haushalts soll hier eine Antwort gegeben werden.

Nach der Homotoxinlehre von Reckeweg werden mit der Mensesblutung der Frau Homotoxine (körpereigene Giftstoffe) ausgeschieden.

Durch die fehlende Mensesblutung nach den Wechseljahren werden die Homotoxine, das sind vorwiegend Säuren, im Körper zurückgehalten. Diese Säuren müssen jetzt vermehrt gepuffert werden. Puffermaterial fehlt im fließenden Blut, es wird auf „Reservematerial" zurückgegriffen, Kalzium wird aus den Knochen herausgelöst, der Raubbau beginnt.

Notelovitz und Ware beschreiben in ihrem Buch „Aufrecht bis ins hohe Alter", daß vegetarisch lebende Menschen kräftigere Knochen haben als solche, die fleischreiche Nahrung zu sich nehmen. Sie verlieren im Alter weniger Knochensubstanz, und es kommt bei ihnen weniger häufig zur Osteoporose. Weiterhin beschrieben die Autoren, daß sich dieser Unterschied auch im Säuregehalt erklären läßt. Vegetarische Nahrung hat bekanntermaßen einen geringen Säuregehalt, eher einen Basenüberschuß, während Fleischnahrung einen hohen Säuregehalt aufweist.

> Aus ganzheitlicher Sicht ist die Osteoporose der Endzustand eines lebenslänglichen Kampfes des Körpers, sein Blut im Säure-Basen-Gleichgewicht zu halten, selbst auf Kosten des Abbaus tragenden Körpermaterials.

Es muß deshalb klar sein, daß schon von Kindesbeinen an eine vollwertige, abwechslungsreiche und vitalstoffreiche Ernährung erforderlich ist. Außerdem soll immer auf Bewegung geachtet werden, weil dadurch Reize auf das Knochenwachstum ausgeübt werden.

Hauterkrankungen

Die Allergien nehmen derzeit beinahe erschreckend zu. Neben der Vererbung ist eine ganze Reihe äußerer Gründe dafür verantwortlich, wenn Sie eine allergische Bindehautentzündung, Asthma, Heuschnupfen oder eine allergische Hauterkrankung bekommen.

Folgende Tatsachen können die Ursache für die Auslösung einer allergischen Reaktion sein:

– Passivrauchen
– Schadstoffe in der Atemluft
– Entzündungen
– vermehrter Kontakt mit einem Allergen = Reizstoff
– gleichzeitiges Einwirken vieler reizender Stoffe
– Durchlässigkeit der Darmwände für ungenügend abgebaute Nahrungsmittel

Der letzte Punkt ist für die Betrachtung der Hauterkrankungen aus ganzheitlicher Sicht wesentlich. Welches Darmsystem ist wirklich ganz gesund, hat noch nie mit irgendwelchen Entzündungen zu tun gehabt, hat nie die Darmflora durch irgendein Antibiotikum zerstört bekommen?

Nach meiner Erfahrung wird deshalb eine rein lokale Behandlung nur in ganz seltenen Fällen zur Heilung einer Hautkrankheit führen. Erst die Einbeziehung des Darms, des Immunsystems, des Mineralhaushalts und eben auch des Säure-Basen-Haushalts wird einen nachhaltigen Therapieerfolg erbringen.

Ein alter medizinischer Spruch lautet: „Die Haut ist der Spiegel der inneren Organe." Dieser Spruch steht somit vollgültig in unserer Zeit. Die Haut wird auch oft als die dritte Niere des Menschen bezeichnet. Bei einer Unterfunktion der Ausscheidung von Schadstoffen über die Nieren sucht der Körper einen Notbehelf, um sich dieser Stoffe zu entledigen. Schon am Körpergeruch eines Menschen ist dies festzustellen. Die Bedeutung des schon genannten Grundgewebes als Mülldeponie des Körpers ist hier entscheidend wichtig.

Aus dem Gewebezustand der Haut lassen sich ganzheitliche Rückschlüsse auf eine Übersäuerung ziehen. Wichtig ist die Hautfarbe, die Art wie die Haut auf Hautreize reagiert, die Spannung der Haut, ob die Haare kräftig wachsen oder schon ausfallen, wie die Nägel beschaffen sind, wie die Lippen sich darstellen und wie die Zunge ausschaut.

Nierenerkrankungen

Auf die entscheidende Funktion der Niere im Säure-Basen-Haushalt habe ich schon hingewiesen. Es ist jedoch wichtig zu wissen, daß die Niere bei zunehmender Übersäuerung immer weniger ausscheiden kann. Ich habe schon erlebt, daß allein durch die Zufuhr von Basentabletten Beinödeme zurückgegangen sind.

Im Laufe der Jahre konnte ich verschiedene Patienten vor einer Dialyse (Nierenwäsche) beobachten und blutchemisch messen. Es waren immer Übersäuerungszustände festzustellen.

Praxisbeispiel:

Hausfrau, 74 Jahre, 1983 Aufdeckung einer Schrumpfniere rechts und einer verminderten Nierenfunktion links. Über die Jahre hinweg Behandlung im Säure-Basen-Gleichgewicht. Bei verminderter Einnahme von Basentabletten nahmen Beschwerden zu, gleichzeitig veränderten sich die Blutwerte nachteilig. 1994 mußte sie wegen Herzschwäche in stationäre Behandlung, sie starb dann an plötzlichem Herzversagen. Eine Nierenwäsche (die natürlich lebensrettend ist, aber auch vom Patienten manche Strapaze abverlangt) über mehrere Jahre ist ihr sicher erspart geblieben.

Ein weiteres Beispiel der letzten Tage möchte ich anführen:

Selbst bei einem Transplantationspatienten, der wegen der Nierenschädigungen durch jahrzehntelange Zuckerkrankheit jahrelang durch Dialyse überleben konnte, und dann eine Niere transplantiert bekam, waren Baseninfusionen notwendig und erfolgreich. Durch anstrengende Gartenarbeit war er in einen Erschöpfungszustand geraten, die Blutmessung nach Jörgensen zeigte schwere Verminderung der Pufferreserven. Der Patient hatte Angst, sein Spenderorgan verlieren zu können. Bereits nach der ersten Infusion verlor sich diese Angst und er fühlte sich wieder „normal wohler". Schon früher hatte er auch von der betreuenden Universitätsklinik Natriumhydrogencarbonat-Tabletten verordnet bekommen.

Nerven- und Gemütskrankheiten

Von einem berühmten Nervenarzt stammt der Spruch: „Der Nervenschmerz ist ein Schrei des Nerven nach reinerem Blut." Wenn Sie diesen Satz lesen, müßte Ihnen einleuchten, warum oftmals die reine Schmerzmitteleinnahme nichts gebracht hat und nichts bringen konnte. Denken Sie also in Zukunft daran, wenn ein Nerv wieder zieht, daß Sie grundsätzlich selbst eine Entsäuerung des Körpers in Betracht ziehen!

Der bekannte österreichische Nervenarzt und Nobelpreisträger von 1927, Julius Ritter von Wagner-Jauregg (1857–1940), hatte schon versucht, Nervenerkrankungen mit Heilfieber zu heilen. Er hatte auch auf die äußerst günstige Wirkung von Abführmitteln bei Nervenkrankheiten hingewiesen und Erfolge damit erzielen können.

Praxisbeispiel:

Gärtner, 31 Jahre, Zwillingsbruder starb bei Geburt, Atemstillstand während der Geburt – dadurch nachfolgende Behinderung, kam nach erfolgloser stationärer und ambulanter Behandlung. Von Kopf bis Fuß waren Übersäuerungszeichen zu beobachten, stechende Augen, grauschmutzige Hautfarbe, fester Bauch. Die blutchemischen Untersuchungen ergaben trotz eines eingedickten Blutes schwer verminderte Säure-Basen-Werte. Langwierige, aber erfolgreiche Behandlung mit Aderlässen, Darmreinigung, Basentabletten.

Vor allem leichtere depressive Verstimmungen sind durch eine Entsäuerungsbehandlung wunderbar wieder ins Lot zu bringen! Die Welt schaut danach wieder viel fröhlicher aus, und so mancher Patient fragt sich danach, warum er eigentlich so traurig war.

Es ist aber auch bekannt, daß negative Gedanken säuern und positive Gedanken basisch ausgleichend wirken. Deshalb ist eine seelische Führung ebenso wichtig.

Schwangerschafts- und Kinderkrankheiten

Eine Schwangerschaft ist ein völlig normaler weiblicher Zustand. Aber oftmals treten von Anfang an Übelkeit und Erbrechen auf. Meine Beobachtungen und Messungen des Säure-Basen-Geschehens deckten auch hier wieder Übersäuerungen auf. Neben Basentabletten konnte ich in schlimmeren Fällen durch entsprechende Infusionen die Beschwerden schnell beseitigen.

Der Volksmund sagt: „Jede Schwangerschaft kostet die Frau einen Zahn." So ganz wörtlich ist dies wohl nicht gemeint, aber es kostet einer schwangeren Frau annähernd die Menge Kalzium, die einem Zahn entspricht und die das Kind bei der Entwicklung gleichsam an sich reißt. Deshalb sehe ich die vorbeugende Zufuhr von Mineralien während der Schwangerschaft als besonders wichtig an.

Auch bei den Kindern mit ihren Krankheiten lassen sich immer begleitende Übersäuerungen feststellen.

Allgemeine Feststellung: Entzündungen gehen immer einher mit sauren Stoffwechselvorgängen. Deshalb muß bei einer ganzheitlichen Behandlung der Säure-Basen-Haushalt in die Behandlung einbezogen werden.

Bei Kindern mit Fieber bedeutet dies, daß so rasch wie möglich entsäuert werden muß.

Dabei empfehle ich:

- Trinken von F. X. Mayr Passagesalz zur Darmreinigung
- Baseneinläufe
- Trinken von verdünnten Gemüsesäften oder Basenbrühe
- Kräutertees: Kamille, Fenchel
- Gabe von Basica
- zum Aufbau Kartoffel- und Gemüsegerichte
- strenges Verbot von Zuckerlimonaden

Tumorleiden

Über die Krebskrankheit aus ganzheitlicher Sicht zu schreiben, ist ein eigenes, buchfüllendes Thema. Ich möchte deshalb hier nur meine speziellen Beobachtungen wiedergeben. Schon Waerland, ein bekannter Ernährungsforscher, schrieb vor vielen Jahren: *„Was die fürchterlichste Krankheit, den Krebs, betrifft, so können wir sagen, daß die Übersäuerung eine der Voraussetzungen und Vorstadien dieser Krankheit ist."* Der Krebsforscher Windstosser weist ebenfalls eindringlich auf diese Tatsachen hin.

Im Laufe meiner Praxisjahre konnte ich viele Tumorkranke beobachten und begleiten. Viele schwerwiegende Entgleisungen im Säure-Basen-Haushalt konnten gemessen werden. Die hierbei gemachten Erfahrungen möchte ich Ihnen mitteilen: Die Lebensqualität läßt sich nachhaltig steigern, wenn rechtzeitig eine Entsäuerung in die Behandlung einbezogen wird. Auch die Schmerzbekämpfung wird wesentlich leichter. Dies konnte ich mehrfach erleben. Es muß dann nicht die Gabe von starken Schmerz- und Betäubungsmitteln erhöht werden, im Gegenteil, es reichen oftmals relativ einfache Schmerzmittel aus.

Hörsturz und Ohrgeräusche

In den letzten Jahren nimmt die Zahl der Patienten mit Tinnitus (Ohrgeräusche) und die Zahl der Hörsturzgeschädigten immer mehr zu. Bei Hörsturz besteht die Theorie, daß es möglicherweise zu Störungen der Mikrodurchblutung im Innenohr gekommen ist. Es werden deshalb durchblutungsfördernde Medikamente zur Einnahme verordnet, bzw. zur Einleitungsbehandlung entsprechende Infusionen in der Arztpraxis oder im Krankenhaus gegeben. Das ist sicherlich in manchen Fällen für den einzelnen hilfreich. Seit Jahren beobachte ich aber Patienten, die mehrere Hörstürze hintereinander hatten, trotz der Einnahme von durchblutungsfördernden Medikamenten. Bei der Blutmessung nach Jörgensen konnte ich ausnahmslos bei allen Patienten mittlere bis schwere Veränderungen der Pufferwerte aufzeigen.

Als Beispiel sei ein 35jähriger Mann, Fabrikarbeiter, genannt. Nach einem Hörsturz 45 Durchblutungsinfusionen, trotzdem weiterhin unangenehme Ohrgeräusche. Die Blutmessung nach Jörgensen ergab eine beachtliche Verminderung der Pufferwerte, vor allem war der Hinweis auf eine Säurestörung in den Zellen deutlich. Bereits nach 3 Baseninfusionen war der Patient beschwerdefrei. In der Folgezeit hatte er verschiedene kleinere Andeutungen eines Rückfalls. Sofortige Einnahme eines Basenpräparates und Baseninfusionen verbesserten sofort wieder sein Befinden.

Es ist interessant, daß sich in früheren Jahren Hals-Nasen-Ohren-Fachärzte schon mit der Übersäuerung beschäftigten und in die Behandlung miteinbezogen. Aktuell wird jedoch die Übersäuerung als unwichtig für dieses Krankheitsproblem abgetan. Nach meiner Überlegung kann die Durchblutung anfangs sicher verbessert werden,

aber nach kurzer Zeit ist die mögliche Grenze einer Verbesserung erreicht. Es spielen vielmehr die Stoffwechsel-
verhältnisse eine Rolle. Im Innenohr sind Flimmerhär-
chen, die die Übertragung der Schallwellen ermöglichen.
Blut kommt überallhin, deshalb auch die Säure. Wenn sich
Säurekristalle im Fußgelenk ablagern, wird lange nichts
geschehen, und der Gichtanfall durch die Harnsäure
braucht eine lange Aufbauzeit. Nicht so im Innenohr: Hier
können schon feinste Veränderungen des Zellmilieus und
der Kristallstrukturen verheerende Folgen auf diese Flim-
merhärchen haben, eben dann die Ohrgeräusche oder im
schlimmsten Fall ein Hörsturz.

Karies und Amalgamproblematik

Nachdem die Übersäuerung den ganzen Körper betref-
fen kann, wird sie auch vor der Mundhöhle nicht halt machen. Deshalb wird sich der normale, gesunde Speichel-pH
von 6,8–7 auch in untere Bereiche verschieben, nach sauren bzw. säuernden Speisen und Getränken kann es lange
dauern, bis sich wieder ein normaler pH-Wert einstellt.

Nach dem Zahnarzt Schöttl ist deshalb Karies kein rei-
nes Putzproblem, wie es meist dargestellt wird. Er sieht
folgende Ursachen: Säureüberschuß im Organismus, ge-
störtes Mundmilieu mit falschem pH-Wert und bakteriel-
ler Fehlbesiedelung. Deshalb ist die Ernährung des Kindes
schon entscheidend, um durch Weglassen oder zumindest
durch Verringerung von Süßigkeiten den Säureüberschuß
auch schon beim Kind zu verringern und einer bakteriellen Fehlbesiedlung keinen Vorschub zu leisten.

Ein anderes immer wichtiger werdendes Problem ist
das „Amalgam in aller Munde". Von der Verarbeitung her
war es den Zahnärzten ein geschätztes Material, langlebig,

kostengünstig. Immer mehr zeigt sich aber das Schwerme-tallproblem Quecksilber und der Metallzusätze im Amalgam. Sicherlich, viele Menschen haben eine sehr starke Konstitution, die mit ihrem Amalgam keine Schwierigkeiten (noch!) haben. Aber viele Menschen haben diese Konstitution nicht, und bei einer ganzheitlichen Untersuchung eines Patienten können nach der Untersuchung der Mundhöhle mit zahlreichen Amalgamplomben andere körperliche Beschwerden damit in Einklang gebracht werden. Eine kurz- bis mittelfristige Entfernung des Amalgams ist deshalb anzuraten. Und hier ist ein ganz entscheidender kritischer Punkt:

Auch bei diesen Patienten konnten durch die Blutuntersuchungen nach Jörgensen erhebliche Puffermängel aufgedeckt werden. Werden nun Knall auf Fall die Plomben entfernt, so läßt es sich trotz sorgfältiger Arbeit des Zahnarztes nicht vermeiden, daß Quecksilbermoleküle als Dampf aufgenommen oder als feiner Abrieb geschluckt werden. Bestehen nun aber Mangelzustände an Mineralien, gleichbedeutend mit einer Übersäuerung, so werden diese Schwermetallmoleküle fälschlicherweise als gute Mineralien aufgenommen und im Organismus eingebaut. Und hier beginnt für manchen Patienten erst ein richtiger Leidensweg. Geschehen kann dieser teuflische Mechanismus auch bei einer überstürzten Amalgamausleitung mit einem Medikament (DMPS). Mehrere junge Frauen schilderten besonders im letzten Jahr ihre Schicksale nach einer zu raschen Amalgamausleitung. Eine Patientin ist von einer zur anderen Ausleitungsinjektion immer kränker und elender geworden. Die Blutmessung ergab fast keine Basenpuffer mehr. Erst nach mehreren Mineral- und Baseninfusionen ließen sich die schlimmsten Beschwerden lindern.

Meistens bestehen bei Amalgampatienten erhebliche Verminderungen der Pufferkapazitäten. Es ist deshalb dringend anzuraten, Entfernungen von Amalgamplomben oder Amalgamausleitungen erst nach einer Regulierung des Säure-Basen-Haushalts vorzunehmen!

Allgemeinbemerkungen

Neuere Forschungsergebnisse mit Natriumbicarbonathaltigen Heilwässern ergaben eine Verbesserung der Fließfähigkeit des Blutes. Dadurch bleibt die Konzentrationsfähigkeit im Alter weitgehend erhalten. Dieser positive Effekt konnte auch bei einer Untersuchung mit Basentabletten erreicht werden. Es kommt dabei zu einer statistisch gesicherten Senkung des Fibrinogenspiegels. Die Bedeutung der Senkung des Fibrinogenspiegels in unserer Zeit ist entscheidend. Fibrinogen ist die lösliche Vorstufe des Fibrins, das bei der Blutgerinnung eine wichtige Rolle spielt. Fibrinogen wird heute auch als eigenständiger Risikofaktor bei Herzkranzgefäßerkrankungen gewertet. In Untersuchungen an diesen Risikopatienten konnte eine Beziehung zwischen erhöhtem Fibrinogen und späterem Herzinfarkt festgestellt werden. Außerdem besteht zwischen Fibrinogenspiegel und Hirninfarktrisiko eine noch größere negative Beziehung als bei einem Risiko für einen Herzinfarkt.

Bei der wissenschaftlichen Untersuchung von Basentabletten konnte die Streßanpassung, die sich mit den Merkmalen Müdigkeit/Erschöpfung, Schlafstörungen, Konzentrationsstörungen und Abnahme der Merkfähigkeit erfassen läßt, statistisch gesichert verbessert werden. Diese Beschwerden spielen eine große Rolle in der täglichen Allgemeinpraxis, sie beeinträchtigen stark das individuelle Befinden und die Grundgesundheit.

Eine weitere wichtige Tatsache ergab sich bei dieser Untersuchung für die Fettwerte Cholesterin, Triglyceride und HDL. Diese Werte normalisierten sich stärker als bei der Kontrollgruppe. Diese Senkung ist auf die biochemische Leberaktivierung zurückzuführen, da auch die Leber, wie schon erwähnt, eine große Rolle im Säure-Basen-Haushalt spielt.

Vielleicht bin ich nicht ausdrücklich auf die eine oder andere Krankheit eingegangen. Nach meiner Erfahrung ist dies auch nicht notwendig. Haben Sie irgendwelche Beschwerden, so ist eine Entsäuerungsbehandlung immer richtig, um die Grundgesundheit zu heben, die Lebensqualität zu steigern. Bleiben aber Beschwerden unverändert bestehen, so muß ich Sie unbedingt darum bitten, zu einer ärztlichen Untersuchung zu gehen.

Migräne und Spannungskopfschmerzen

Besonders Frauen sind von dem Krankheitsbild Migräne häufig betroffen, manche können „fast die Uhr danach stellen", wann wieder Schmerzepisoden auftreten. Verschiedene Ursachen werden diskutiert, meist ist es ein Mosaikbild der Entstehung. Spannungskopfschmerzen könnten als milde Form der Migräne bezeichnet werden. Die Erfahrung mit vielen Betroffenen hat jedoch gezeigt, daß auch dabei die chronische Übersäuerung eine entscheidende Rolle spielt.

Gesundung durch Entsäuerung

1. Ernährungsumstellung

Oft bekomme ich in der täglichen Praxis die Frage gestellt: „Was soll ich denn dann noch essen? Fettes soll ich meiden, weil mein Cholesterin zu hoch ist, viel Vollkornbrot brauche ich für den Stuhlgang, aber es tut mir oft gar nicht gut, mein Bauch ist dann so voll wie eine Trommel… Am besten, ich esse wieder wie vorher, da ist es mir noch am besten gegangen."

Lieber Leser, bitte verzweifeln Sie nicht. Ich will Ihnen aus langjähriger Erfahrung in der Ernährungsberatung eine einfache Möglichkeit der gesunden, natürlichen Ernährung aufzeigen. Mein Ziel und mein Wunsch ist es, daß Sie an Ihrem Wohnort bei Ihrem Kaufmann, Bäcker und Metzger bewußt einkaufen lernen. Sie sollen in Zukunft die Lebensmittel meiden, die viele Inhaltsstoffe enthalten, die gar nicht notwendig sind, die eigentlich nur zum Haltbarmachen gebraucht wurden. Sie sollen auch Lebensmittel aus Ländern meiden, von denen Sie wissen, daß viel gedüngt wird, Schädlingsbekämpfungsmittel oder sogar radioaktive Bestrahlungen zum Haltbarmachen erlaubt sind. Sicherlich, Nahrungsmittel natürlichen Ursprungs sind nicht ganz so „schön"; dieser kleine „Schönheitsfehler" muß in Kauf genommen werden. Von den Allergien wissen wir, daß diese oft von Zusätzen in der Lebensmittelherstellung, von Farbstoffen, von Rückständen der Schädlingsbekämpfungsmittel herrühren können. Wenn wir in Zukunft gesünder leben wollen, müssen wir diese Tatsachen aufnehmen und beim Einkauf den Griff ins Regal richtig steuern. Die geänderte

Nachfrage wird den Kaufmann und dann auch den Erzeuger zum Umdenken zwingen.

> *„Man gebe dem Kranken keine ausgelaugten, entwerteten, verfeinerten, gebleichten, leicht gefärbten und mit allen erdenklichen Chemikalien haltbar gemachten ‚Sterbemittel‘, sondern urgesunde und vollwertig naturnahe ‚Lebensmittel‘, durch die allein die Sonne ihre Strahlen in uns schickt.“*
>
> Paracelsus Bombastus von Hohenheim (1493–1541)

So manche Ernährungsbewegung ist wie eine Woge durch die Lande gegangen. Viele haben diese oder jene Ernährungsform ausprobiert. Viele sind dann aber auch wieder fast reumütig zu ihrer einstigen Ernährungsart zurückgekehrt, weil sie mit allzu roher oder einseitiger Nahrung psychisch und körperlich überfordert waren.

In meiner Praxis verwende ich oft gerne folgende Erklärung: „Mir ist jemand lieber, der voll Genuß seinen Schweinsbraten mit Weißmehlknödel in aller Ruhe verspeist und die Speise wahrlich auskostet, als einer, der sich mit einer vollwertigen Ernährung brüstet und dann sein Vollwertmahl nebenbei achtlos hinunterschlingt.“

Es hat sicher schon fast jeder verspürt, daß es ihm nicht gut bekommen ist, wenn er voll Hast aus Heißhunger gegessen hat.

Ein Beispiel aus der Technik:

Was nützt es, wenn Sie Ihr schönes Auto mit total verschmutzten Zündkerzen, verklebten Zylindern und altem, verschmutzten Öl mit dem besten Superbenzin betanken? Auch noch soviel Gasgeben wird Ihr Auto nicht schneller werden lassen, wohingegen selbst ein „alter Schlitten" mit neuen Zündkerzen, sauberen Zylindern und frischem Öl und nur mit Normalbenzin eine sehr gute Leistung bringen wird!

Dieses Beispiel kann ich in der Praxis oft auf den Menschen übertragen. Wenn zum Beispiel die reine Rohkost nur relativ wenige Anhänger gefunden hat, so ist dies darauf zurückzuführen, daß sie zwar hinsichtlich der verwendeten Nahrungsmittel vielseitig, seitens der Zubereitung jedoch einseitig ist und deshalb nicht jedermann gefällt und nicht von jedermann vertragen wird!

Auch eine reine Obsternährung kann zwar vorübergehend wunderbar entschlacken, sollte aber ebenfalls nicht zur Dauerernährung werden. Davon abgesehen entstünden Versorgungsprobleme, wenn sich Millionen von Menschen plötzlich nur mit Obst und Südfrüchten allein ernähren wollten. Auch unterschiedliche Motoren brauchen verschiedene Kraftstoffzusammensetzungen.

> Rohkosternährung mit Obst und Gemüse ist nur gesundheitsfördernd, wenn es gut verstoffwechselt wird. Leichter verdaulich ist gedünstete Pflanzenkost.

Darum haben sich einseitige Ernährungsweisen auch auf Dauer nicht auf breiter Front durchsetzen können.

Bis vor ca. zehn Jahren hat man geglaubt, Vollwert-Ernährung sei eine reine Vollkorn-Ernährung. Diese Annahme hat sich aber nicht als richtig erwiesen. Es sind bei manchen Patienten schwere gesundheitliche Schäden aufgetreten, angefangen von starken Blähungen über Abfall des Sauerstoffgehaltes im Blut und Verschlechterung des Blutbildes bis hin zur starken bakteriellen Schädigung des Verdauungstraktes.

Praxisbeispiel:

35jährige Patientin, fanatische Vollkornköstlerin, fühlt sich nicht richtig wohl, klagt aber über keine direkten Beschwerden. Bei einer speziellen Blutmessung ergeben sich erhebliche Hinweise für einen Mineralmangel in der Zelle. Nach einer Umstellung in der Ernährung haben sich diese krankhaften Werte wieder normalisiert und der Patientin geht es jetzt gut.

Vergangenes Jahr hat mir eine 88jährige Dame geschrieben. Ihr Brief ist für mich bemerkenswert, und ich möchte einige Sätze zitieren, da sie meine Beobachtungen voll bestätigen:

„Der Kampf gegen die Übersäuerung dauert nun schon Jahrzehnte, habe viele Ärzte verschiedener Richtung konsultiert, kaufte viele Bücher, um mir selbst helfen zu können, wovon manche für mich total falsch waren, es dauerte Jahre, bis man sich als Laie gewisse Kenntnisse angeeignet hat und auch durch Krebsleiden der eigenen Eltern langsam hinter die Fehler der üblich bürgerlichen Ernährung kam. Auch bei den Eltern war die Übersäuerung zuerst! ... Was nun das Müsli nach Dr. Bruker anlangt, so nimmt man davon an Gewicht zu, aber es liegt mir oft stundenlang im Magen. Um den Druck los zu werden, greife ich zu einem Schluck Jägermeister ... Man soll essen wie ein Bauer vor 100 Jahren ... Dr. Mayr wäre entsetzt, wenn er solches hörte. Ich habe mehrere Mayr-Kuren gemacht und stand

mit Dr. Mayr in Verbindung ... Auch die Waerlandkost konnte ich nicht vertragen ... Seit 3 Wochen hat sich eine schmerzhafte Kniearthrose zurückgemeldet ... Ich bin Vegetarierin von Kindheit an."

Eva Kapfelsberger und Udo Pollmer haben in ihrem Buch „Iß und Stirb" die eigentlichen Probleme dargelegt:

„Für Anhänger der Vollwertkost ist das Korn eine Philosophie. Das Vollkorn hat aber Bitterstoffe, um Schaderreger natürlich abwehren zu können. Hauptsächlich ist dies das Phytin. Es bremst die Aufnahme von Mineralstoffen, Spurenelementen und mutmaßlich auch von Vitamin B1. Bei der Keimung wird es verbraucht und es entsteht aus dem Phytin ein B-Vitamin. Das Phytin wird aber auch abgebaut durch eine klassische Sauerteigführung beim Brotbacken."

Hierin sehe ich die Ursache dafür, daß ein Frischkornbrei auf Dauer nicht vertragen wird, während ein aufgekochter Getreidebrei, als Müsli zubereitet, eine Wohltat für das Magen-Darm-System sein kann. Viele Patienten habe ich mit diesem Brei schon erfolgreich umstellen können.

Rezept für Hafer-Dinkel-Brei:

1–2 Eßlöffel Hafer und 1–2 Eßlöffel Dinkel (aus biologischem Anbau) in der Mühle frisch schroten oder fertige Haferflocken nehmen, in einen Topf mit 2–3 Tassen kaltem Wasser geben, unter ständigem Rühren kurz aufkochen lassen. Dazu zerkleinertes Frischobst, Rosinen oder Nüsse.

Erstaunlich ist, daß auch schon die alten Griechen Verdauungsbeschwerden gehabt haben müssen, denn sonst hätte Hippokrates, der führende Arzt zu seiner Zeit, nicht sagen können:

> *„Eure Nahrungsmittel sollen Eure Heilmittel sein,*
> *Eure Heilmittel sollen Eure Nahrungsmittel sein."*

Franz Xaver Mayr hat als Darm- und Ernährungsforscher auf die entscheidend wichtigen Kardinalfehler der heutigen Ernährung hingewiesen:

Es wird zu schnell gegessen!
Es wird zu viel gegessen!
Es wird zu oft gegessen!
Es wird zu schwer gegessen!
Es wird zu spät gegessen!
Es wird zu viel Eiweiß gegessen!
Es wird zu trocken gelebt!
Es wird ohne Fastenpausen gelebt!

Dabei wäre alles so einfach, wenn Sie, lieber Leser, ein Gebot in Ihrem Leben wirklich beherzigen würden:

> **Wichtigstes Gebot der Ernährung: Gründlichst kauen und einspeicheln!**

Viele Ernährungsforscher, die zum Teil gar keine Ärzte sind, also nicht beobachten können, wie sich eine Nahrung auf den Menschen auswirkt, stellen nur die Wirkungen oder die Reinheit eines Lebensmittels heraus. Dabei wissen Sie selbst aus Ihrer Erfahrung oder von Ihren Bekannten, daß manche essen können, ohne dick zu werden, und andere nur ein Stück Kuchen anschauen, und schon ein Kilo mehr auf der Waage haben. Die Ursache ist in folgender Formel zu sehen, sie wurde schon einmal genannt:

48

> Ernährung <———> Nahrung x Verdauungskraft

Ernährung ist also nicht direkt gleichzusetzen mit der zugeführten Energie (= Nahrung), sondern sie ist abhängig von der Verarbeitungskraft des Darmsystems. Und dieses Darmsystem kann bestens gepflegt werden durch eine milde Darmreinigungs- und Entsäuerungskur, wie sie im nächsten Kapitel dargestellt wird.

Die Nahrungsmittel können aufgrund ihrer Zusammensetzung (hoher oder niedriger Mineralanteil und Aminosäuregehalt) in basische und saure Nahrungsmittel eingeteilt werden, wie aus den Tabellen zum Basen- und Säureüberschuß zu ersehen ist (siehe S. 52–53).

Ragnar Berg hat schon um 1920 darauf hingewiesen, daß die zugeführte Nahrung zu 80 Prozent aus basischen und zu 20 Prozent nur aus sauren Nahrungsmitteln bestehen soll. Diese Faustregel ist heute noch wichtiger, um über die Nahrung im Säure-Basen-Haushalt zu gesunden bzw. sich gesund zu erhalten.

> Faustregel:
> 80 % basische Nahrungsmittel
> 20 % saure Nahrungsmittel

Auch Gewürze haben wegen ihrer Mineralzusammensetzung eine hohe basische Wirkung; entsprechend der Tabelle von Rumler/Schöttl haben sie folgende Werte:

Zimt +57, Lorbeerblätter +54, Mohnsamen +35, weißer

Pfeffer +33, Vanille +27, Majoran +22, Dill +22, Zwiebel +21, weißer Senf +21, Kümmel +19, schwarzer Senf +18, schwarzer Pfeffer +17, Paprika +6.

Fleisch und Wurst haben wegen der biochemischen Zusammensetzung einen hohen Säuregehalt. Bemerkenswert ist das erfolgreiche Bemühen des niederbayerischen Metzgermeisters Thomas Stärfl[*], der Wurst den „Säurestachel" zu ziehen. Er ersetzt tierisches Fett durch leicht verdauliches Pflanzenöl, verwendet keinerlei Phosphat, Nitrat, keinen Emulgator und Stabilisator, dafür viel von den obigen Gewürzen, gibt Zusätze von Getreide und Nüssen und als natürliches Konservierungsmittel die Milchsäure des Kanne-Brottrunks bei. Eine normale Wurst hat einen pH-Wert von 5, während seine Würste einen pH-Wert von ca. 6,5–7 aufweisen. Dadurch besteht eine wesentlich bessere Verträglichkeit; selbst Neurodermitispatienten und Allergiker vertragen diese Produkte.

Lieber Leser, Sie sehen jetzt 2 Tabellen, die Ihnen die Wertigkeit der Lebensmittel aufzeigen. Die erste Tabelle zeigt Ihnen die Einordnung in basische, neutrale und saure Lebensmittel. Sie zeigt Ihnen zugleich, wie das Ernährungsverhältnis sein sollte. 80 % der Nahrung sollte aus basischen bzw. neutralen Lebensmitteln zusammengesetzt sein, 20 % dürfen aus der „sauren Abteilung" sein. Dann wäre ein natürlicher Ausgleich zwischen puffernden Mineralien und Säuren vorhanden.

Die Tabelle nach Rumler/Schöttl zeigt Ihnen eine Wertung der Lebensmittel nach ihrem Mineralgehalt nach Veraschung auf. Dies soll Ihnen die Basenkraft manches Lebensmittels zeigen, aber nach der Ernährungsfaustregel

---

[*] Metzgerei und Naturkost Thomas Stärfl, Schönauer Straße 34, 84307 Eggenfelden

können durch einen kranken Darm selbst die besten, basenreichsten Nahrungsmittel durch krankhafte Gärungsvorgänge im Darm zu Säuren werden. Deshalb sind die Zahlenangaben nach meiner Erfahrung lediglich als Zahlenspiel zu verstehen.

Brot ist zwar von seiner Zusammensetzung her (Getreide) ein saures Lebensmittel, aber durch eine saubere Sauerteigführung wird über die Brotgetreidemilchsäure aus dem Brot ein wahrhaft echtes „Mittel zum Leben". Nicht umsonst sagt ein italienisches Sprichwort: „Brot kann denken." Eine russische Volksweisheit ist: „Brot hält den Menschen warm – und nicht der Pelz."

Tab. 2: Zur Säure-Basen-Wertigkeit der Nahrungsmittel

erlaubt	*erlaubt*	*bedingt erlaubt bzw. verboten*
80% der Nahrungsmittel sollten basisch	neutral	maximal 20 % dürfen sauer bzw. säuernd sein
Kartoffeln	Nüsse (frisch)	Fleisch und Wurst
Obst (süß, kleine Mengen)		Fisch, Eier
Gemüse	grüne Bohnen,	Käse, Quark
(außer Spargel, Rosenkohl)	(mit Schale)	
Zwiebeln		Innereien
Knoblauch	frische Butter	Röstprodukte (gebraten, gegrillt, geröstet)
rohe Milch, Sahne	kalt gepreßte Öle	Erdnüsse
Sojabohnenprodukte	gutes Trinkwasser	Weißzucker, brauner Zucker
Eidotter		Weißmehl
Mineralwasser	Hirse, Dinkel,	Kaffee
(stille Sorten)	Buchweizen,	Schokolade
	Amaranth	
Kräutertees		kohlensäurehaltige Getränke, alkoholische Getränke, säuernde Tees (Hibiscus, saure Malve)

Tab. 3: Nahrungsmitteltabelle nach *Rumler/Schöttl* [41] in gekürzter Form

Basenüberschuß	mval:	Säureüberschuß
Weiße Bohnen (frische), grüne Erbsen, Grün-, Rot- und Wirsingkohl, Kohlrüben, Kürbis, Meerrettich, grüner Paprika, Schwarzwurzeln, Wassermelonen, Zwiebeln, Champignons, Reizker, Knoblauch, Äpfel, Birnen, Erd-, Heidel-, Johannis-, Moosbeeren, Sauerkirschen, Buttermilch, Molke, Joghurt.	1–3	Hirse, getrocknete Erbsen, Haselnüsse, Mandeln.
Spargel, Blumen- und Weißkohl, Brunnenkresse, Endiviensalat, Zichorien, Radieschen, schwarzer Rettich, Sauerkraut, Tomaten, Pfifferlinge, Steinpilze, Ananas, Aprikosen, Bananen, Brom-, Himbeeren, Datteln, Pfirsiche, Pflaumen, Frauen-, Kuh-, Mager-, Schafs- und Ziegenmilch, Rahm, Sahne, Blut.	4–6	Vollkornprodukte, Zwieback, geschälter Hafer, Maisstärke (Mondamin), Cornflakes, Reisstärke, Artischocken, Preiselbeeren, Schweineschmalz, Camembert, Emmentaler, Limburger, Parmesan, Rahmkäse, Kabeljau (Dorsch).
Gurken, Kartoffeln, Kohlrabi- und Porreeknollen, Kopfsalat, Sellerieblätter, Schnittlauch, Zichorienwurzel, Zuckerrübe, Eßkastanie (Maronen).	7–9	Kommiss-, Weiß- und Knäckebrot, geschälter Weizen, Walnüsse, Margarine, Eiweiß, Gans, Kalb (gekocht), Kalbsherz, -Leber, -Niere und -Zunge, Hammel, Aal, Forelle, Flunder, Heilbutt, Hummer, Seelachs.
Weiße Bohnen (getrocknet), Lauchblätter, Karotten, rote Rübenknollen, Sellerieknollen, Topinambur.	10–15	Roggen-, Weizen-, Graubrot, Gerste, Haferflocken, Reis, Roggen, Teigwaren, Weizengraupen, Pferdebohnen, Rosenkohl, Palmin, Hase, Kaninchen, Schwein,

Basenüberschuß	mval:	Säureüberschuß
		Schinken, Hecht, Flußlachs, Rotzunge, Schleie.
Melasse, Dill, Löwenzahn, Mandarinen, Spinat.	16–20	Ungeschälter Reis, getrocknete Linsen, Erdnüsse, Paranüsse, Quark (mager und fett), Handkäse, Schellfisch, Zander.
Getrocknete Früchte (Rosinen, Feigen, Datteln, Bananen usw.), Oliven.	über 20	Gerstengrütze, Gerste (Malzkeime), Ente, Huhn, Kalb, Reh, Hirsch, Rind roh.

Anschließend folgt ein Beispiel für die falsche und richtige Kostzusammenstellung (s. Tab. 4).

Fazit: Nach der Ernährungsregel des Säure-Basen-Haushaltes darf alles gegessen werden, es muß jedoch eine entsprechende Zusammenstellung gewählt und auf besondere Stoffwechselprobleme besonders eingegangen werden, und es müssen die Ernährungsregeln beachtet werden!

Beim Kochen ist es wichtig, auf schonende Zubereitung der Speisen zu achten. Am Beispiel der Kartoffel zeige ich die Verluste von Mineralstoffen auf:

Gekochte,   geschälte Kartoffeln   21 %
Gedämpfte, geschälte Kartoffeln   7 %
Gekochte,   ungeschälte Kartoffeln   1,4 %
Gedämpfte, ungeschälte Kartoffeln   0,5 %

Kochbücher für eine gesündere Ernährung gibt es sehr viele; in der Auflistung der weiterführenden Literatur habe ich einige angegeben.

Tab. 4: Kostzusammenstellung

Frühstück *falsch*		*Frühstück* *richtig*	
Weißgebäck	sauer	Vollkorn-/Mischbrot	schwach sauer
Margarine	sauer	Butter	neutral
Käse/Wurst	sauer	Fruchtmus	schwach basisch
Konservenpastete	sauer	Quarkaufstrich	schwach basisch
weiches Ei	sauer	Tomate	basisch
Honig als Aufstrich	sauer	Apfel	basisch
Marmelade	sauer	Banane	basisch
Kaffee mit Zucker	stark sauer	Malzkaffee mit Milch	neutral
Mittagessen *falsch*		*Mittagessen* *richtig*	
Rindsuppe	stark sauer	Basensuppe	basisch
mit Grießnockerl	sauer	Rindfleisch	stark sauer
Rindfleisch	stark sauer	Pellkartoffeln	stark basisch
mit Nudel	sauer		
Salat mit Billigessig		Salat mit gutem	
und billigem Öl	sauer	Essig und Öl	basisch
Torte	stark sauer	nach Möglichkeit kein	
Eisbecher	sauer	Nachtisch	

Das Abendessen sollte leicht und säurearm sein und nicht zu spät eingenommen werden.

2. Fasten- und Diätkuren

Viele Fasten- und Diätvorschläge, die Sie in Zeitschriften nachlesen können, lassen überflüssige Pfunde in wenigen Tagen purzeln, weil als erstes reichlich Wasseransammlungen ausgeschieden werden. Wenn es dann an das „Eingemachte" geht, geht es langsamer voran, und es muß ein gehöriges Maß an Motivation zum Weitermachen vorliegen. Es können dann auch Heilreaktionen wie Gichtbeschwerden, Schwindelzustände, Kopfschmerzen und Hämorrhoidenprobleme auftreten. Aus der Sicht des Säure-Basen-Haushaltes sind dies aber akute Säureprobleme!

Vieles verändert sich dabei im Körper: Die Harnsäure steigt an, und durch die losgelösten Säuren aus dem Bindegewebe verschieben sich die Pufferverhältnisse des Säure-Basen-Haushaltes nahezu dramatisch.

Heilreaktionen müssen nicht sein, wenn bei einer Fastenkur Tee und Mineralwässer getrunken und Basen-Mineralmischungen zugeführt werden!

Aufgrund meiner Erfahrungen kann ich nicht eindringlich genug auf die Ausleitung und Pufferung dieser losgelösten Stoffwechselschlacken hinweisen! Hier zeigt sich die Qualität einer Fastenkur. Es genügt also nicht allein, die Kalorienzufuhr zu bremsen. Es muß beachtet werden, daß der Körper sofort beginnt, von seinen eigenen Vorräten zu leben, dadurch aber die innere Biochemie umgestellt und Ausscheidungsvorgänge eingeleitet werden.

Es ist meine Erkenntnis aus Fastenkursen, daß viele Menschen nicht mehr trinken können. Vor allem Frauen schaffen es nicht mehr auf Anhieb, eine Flüssigkeitsmenge von zwei bis drei Litern am Tag zu trinken.

> Die Zufuhr von Spülflüssigkeit muß wieder trainiert werden, um den Körper genügend drainieren zu können!

Kuren „stehen" im allgemeinen, wenn nicht genügend Flüssigkeit oder basische Lebensmittel zugeführt werden. Bei Fleisch im Übermaß wird unweigerlich eine Säurestarre aufgebaut, die gleichbedeutend mit Gewichtsstillstand ist.

Die Ausleitungs- und Ausscheidungsorgane des Menschen sind der Darm, die Nieren, die Lungen und die Haut. Sie müssen in einer Fasten-, d.h. Entgiftungszeit bewußt angeregt werden.

> Der Darm wird angeregt durch milde Abführlösungen, die Nieren durch genügendes Trinken (2–3 Liter am Tag), die Lungen durch bewußtes Ausatmen und Bewegung, die Haut durch Bürstenmassagen und Schwitzen (Sauna).

In einer Fastenzeit wird es auch zur Reinigung der Seele kommen. Die ins Blut gelangten Säuren belasten die

Seele sehr stark, und durch die Entgiftung wird der Geist wieder frei, bedrückende Gedanken „verrauchen" durch die Ausatmung der Kohlensäure in der Luft, und es kann oftmals eine Fasteneuphorie ausbrechen. Der Körper und der Geist fühlen sich leicht und frei, und es stehen wieder nicht mehr gekannte Energien zur Verfügung. Diesen Zustand kann jeder bestätigen, der schon einmal eine gut geführte Fastenkur an seinem eigenen Körper erlebt hat.

Um darzustellen, wie Sie sich fastend entsäuern können, finden Sie im Anhang drei Merkblätter aus meiner Praxis. Eine milde, aber doch sehr nachhaltige Gesundungsform ist die milde Darmreinigungskur im Sinne von F. X. Mayr. Das entscheidende dabei ist das Weglassen der Abendmahlzeit und belastender Nahrungsmittel.

Rauch hat in seinem Buch „Die Darmreinigung" drei Gesundheitsregeln, die „3 S" nach F. X. Mayr, herausgestellt:

Schonung – Säuberung – Schulung

Schonung heißt, durch eine Fastenkur oder eine sonstige Intensivdiät wie Milchdiät nach Mayr den Darm vorübergehend zu schonen, damit er sich regenerieren kann. Auch an beliebigen einzelnen Tagen kann der Darm geschont werden, indem zum Beispiel keine Abendmahlzeit eingenommen wird.

Säuberung heißt, morgens nüchtern eine isotonische Bittersalzlösung zu trinken, damit der Darm von dieser Lösung durchspült wird und es zur Anregung der Selbstreinigung kommt.

Schulung heißt, zu einem vernünftigen Eßritual zurückzufinden, insbesondere gründlichst zu kauen und langsam zu essen.

Zu diesen „3 S" möchte ich ein viertes „S" hinzustellen: *Säureausleitung.*

Es soll bewußt darauf hingearbeitet werden, Basenstoffe dem Körper zuzuführen, um vorhandene Säuren zu puffern, so aus dem Körper auszuleiten und die Basenvorräte im Körper wieder genügend auffüllen zu können.

In diesem Zusammenhang möchte ich die Besonderheit der F. X. Mayr-Kur unter der Vielzahl der gepriesenen Kuren herausstellen. Eine Mayr-Kur reicht vom Teefasten über die Milch-Semmel-Diät mit und ohne Zulagen bis hin zur Milden Ableitungsdiät. Sie ist keine Standardkur, die für jeden passen soll, sondern aufgrund der ärztlichen Untersuchung wird für jeden Patienten ein individuelles Programm festgelegt. Dadurch erklären sich die besonderen Erfolge dieser Kur!

Das Merkblatt „Fastenkur" (s. S. 101) können Sie auch dazu verwenden, einmal einen Fastentag einzulegen. Wichtig bei beiden Möglichkeiten ist das morgendliche Trinken der Bittersalzlösung zur Anregung der Galle und des Darmtraktes.

Neben der „Waldkirchner Fastensuppe" (Rezept S. 104), die eine Basensuppe ist, im folgenden das Rezept für eine **Basen-Gemüse-Brühe:**

500–700 g Gemüse (je nach Jahreszeit gemischt, z. B. Karotten, Sellerieknollen, Fenchel, Petersilienwurzel), 1 Knoblauchzehe, 1 Zwiebel, 4 Lorbeerblätter, 3 Gewürznelken, Wacholderbeeren, Muskatnuß, Meersalz

Zubereitung:

Gemüse mit einer Bürste unter fließendem Wasser gut reinigen und zerkleinern, in den Kochtopf geben, mit Wasser aufgießen und ca. 20 Min. mehr ziehen als kochen lassen. Dann durch ein Sieb passieren. Diese Brühe wird getrunken oder dient als Grundlage für andere Gerichte.

Bei allen Formen des Fastens sollen auf jeden Fall Basentabletten in individueller Dosierung genommen werden. Der Säure-Basen-Zustand des Urins ist dabei ein ausreichend guter Hinweis. Über den Tag werden die Urinausscheidungen mit dem pH-Papier gemessen und notiert. Sind die Werte dabei bei 5 und 6, müssen die Gaben erhöht werden, bei Werten um 7 und höher braucht die Dosierung nicht erhöht zu werden (siehe auch Kapitel „Empfehlungen für ein gesünderes Leben").

Als Beispiel für einen **„Blutreinigungstee"** möchte ich eine in meiner Praxis bewährte Teemischung angeben, die auf alle Ausscheidungswege mild einwirkt. Wichtig ist die richtige Zubereitung: Für 1 Liter ca. einen gehäuften Teelöffel, 3 Minuten ziehen lassen. Es soll ein „heller" Tee werden, der nicht als Genußmittel, sondern als Reinigungstee wirken soll.

Zusammensetzung:

Lindenblüten, Fenchel, Schafgarbe, Gänsefingerkraut, Melisse, Salbei, Zinnkraut zu gleichen Teilen zu 20 Gramm mischen.

3. Trinkkuren mit Heilwässern

Mineral- und Heilwässer haben in Deutschland schon von alters her eine große historische Bedeutung. Manche greifen tief in den Säure-Basen-Haushalt ein, was aber meist nicht bekannt ist. Traditionell haben sie einen großen Nutzen bei Krankheiten, die aus der Sicht des

Säure-Basen-Haushaltes erklärt werden können. Stellvertretend für die große Zahl der Heilwässer sollen aus persönlicher Sicht drei Quellen genannt werden:

Als Kindheitserinnerung habe ich den häufigen Spaziergang bei meinen Großeltern vor Augen, als wir uns mit einer zweckentfremdeten Milchkanne auf den Weg zur *Adelholzner Primusquelle* machten. Ein kräftiger Strahl floß damals noch aus dem Quellbrunnen und die Abfüllanlagen waren zu dieser Zeit direkt unterhalb in den klösterlichen Gebäuden untergebracht. Inzwischen steht eine moderne Abfüllanlage weiter unten im Tal und der Quellbrunnen fließt nur noch spärlich.

Über 1700 Jahre alt ist die Quelle, die der Legionär und Glaubensbote St. Primus um das Jahr 280 n. Chr. auf seinen Wanderschaften „im Holze des Andio" entdeckt hat. Vielleicht war St. Primus auf seiner langen Wanderung „säureerschöpft", als er sich an der Quelle labte und diese ihm wieder Lebensfrische schenkte. Der Ort wurde berühmt, und 1600 konnten bereits über 150 Gäste aufgenommen werden, 1895 wurde das Wasser dann in den Handel gebracht.

Heilanzeigen werden heute für Gallen-, Blasen-, Nieren-, Magen- und Stoffwechselerkrankungen gegeben.

Das Heilwasser enthält nur relativ kleine Mineralmengen, der Hydrogencarbonatanteil beträgt nur 0,4 Gramm, der Geschmack ist aber sehr ausgewogen und im südlichen Bayern beliebt.

Als Medizinstudent in der klinischen Ausbildung habe ich viele Nachtwachen in der Dialyseabteilung im Klinikum Mannheim gemacht. Zu dieser Zeit, vor über 20 Jahren, lernte ich das Heilwasser *Staatl. Fachingen* kennen. Die Nierenpatienten tranken es mit Selbstverständlichkeit.

Damals fiel mir nur der säuerliche Geschmack auf. Erst heute weiß ich aber um die entscheidende biochemische Funktion, besonders im Körper der chronisch Nierenkranken.

Die Fachingen-Quelle liegt im bewaldeten Tal der Lahn nahe der Ortschaft Fachingen. Auch sie war schon den Römern bekannt, wurde aber erst 1746 wiederentdeckt und dann gleich in Steinkrügen verbreitet. Die Quelle ist ein typischer Säuerling, sein Hydrogencarbonatanteil beträgt ca. 1,95 Gramm. Die Heilanzeige besteht vor allem bei vermehrter Magensäurebildung (wie ich aber zeigte, ist dies eine Folge des vermehrten Bedarfs an Natriumbicarbonat), und auch bei Magen-, Darm-, Nieren- und Stoffwechselleiden und Mineralstoffmangelzuständen.

Während meiner Tätigkeit als Allgemeinarzt beschäftigte ich mich bald intensiv mit dem Magen-Darm-Trakt, da ich das Gedankengut des österreichischen Arztes F. X. Mayr aufgenommen hatte und kam in Kontakt mit dem Gesundheitszentrum Lans bei Innsbruck. Bei Mayr-Kuren werden systematisch Basenmischungen gegeben, um Kurkrisen abzupuffern und den Mineralhaushalt wieder aufzufrischen. Es war deshalb naheliegend, Mineralwässer einzusetzen, die eine solche Wirkung haben. In dieser Klinik wurde das Heilwasser *Kaiser Friedrich Quelle* wissenschaftlich untersucht. Diese Quelle hat einen Hydrogencarbonatanteil von etwas über 2 Gramm und wurde erst 1888 bei Kühlwasserbohrungen für eine Brauereimaschinenfabrik entdeckt, dafür aber von Kaiser Wilhelm II. feierlich getauft.

Die Ergebnisse waren gegenüber einem gering mineralhaltigen Heilwasser überzeugend: ein sehr günstiger Einfluß auf die Besserung von Gelenk- und Muskelbeschwerden, das heißt, es muß zu einer tiefgreifenden Entschlackung gekommen sein. Weiterhin auffallend war eine Senkung von Bluthochdruckwerten. Auch eine bedeutende Senkung von Fibrinogen, einem Gerinnungsfaktor, der auch bei der Herzinfarktentstehung eine Rolle spielt, war festzustellen.

In Zusammenhang mit hohem Blutdruck ist in den vergangenen Jahren vor hohem Kochsalzgenuß (Natriumchlorid) gewarnt worden, zugleich aber ist das Natriumbicarbonat dem gleichgesetzt worden. Von beiden Heilwässern, *Staatl. Fachingen* und *Kaiser-Friedrich-Quelle,* liegen Untersuchungen vor, die auf keinen Fall eine Blutdrucksteigerung ergaben, sogar eine Neigung zur Blutdrucksenkung. Salz ist also nicht gleich Salz! Generell ist zu bemerken, daß Kochsalz sparsam verwendet und durch Gewürzkräuter ersetzt werden sollte.

4. Badekuren

Es wird zunächst verwundern, daß auch bei Badekuren schon wieder das Natriumbicarbonat zur Entsäuerung anzutreffen ist. Aber schon von alters her sind bestimmte Thermalquellen bei Rheumapatienten sehr beliebt. Zu den Alltagserkrankungen konnten wir lesen, daß der Weichteilrheumatismus aus biologischer Sicht eine Übersäuerungskrankheit ist. Deshalb ist es fast zwingend, den Nutzen dieser Thermalquellen für die Heilung dieser Erkrankungen einzusetzen.

Wieder möchte ich stellvertretend für viele deutsche Heilbäder zwei Bäder herausgreifen, da ich mit diesen durch Patienten in ständigem Kontakt bin. Dies sind noch sehr junge Heilbäder.

Anläßlich einer Versuchsbohrung für Erdöl kam heißes Wasser ans Tageslicht. Das Wasser wurde untersucht, die

Bedeutung erkannt, eine zweite Quelle wurde im Laufe der Jahre erschlossen. *Bad Füssing* war entstanden und hat sich in den letzten Jahren zu einem beliebten Kurort entwickelt. Bei der Zusammensetzung der Inhaltsstoffe des Wassers fällt wieder der hohe Anteil des Hydrogencarbonats mit 622 mg (66,5 %) auf.

Eine ähnlich steile Entwicklung hat *Bad Griesbach* genommen. 1973 wurden drei bis zu 60 Grad Celsius heiße Thermal-Mineral-Quellen erbohrt. Die Heilanzeigen haben sich aus den Anwendungsbeobachtungen ergeben: chronisch entzündliche rheumatische Erkrankungen, degenerative und deformierende Wirbelsäulenerkrankungen, Weichteilrheumatismus und Zustände nach Operationen und Verletzungen am Bewegungsapparat. Die Wirksubstanz ist neben der Wärme auch hier wieder das Hydrogencarbonat mit einem Anteil von 770 mg (72 %). Dieses Heilwasser kann auch als Trinkkur verwendet werden mit den Heilanzeigen Knochenentkalkung und Altersatrophie des Knochenskeletts.

Nicht jeder hat die Möglichkeit, bei Beschwerden eine Kur in solch einem Heilbad zu machen. Nutzen Sie Ihr Bad als Heilbad! Machen Sie sich ganz einfach zu Hause selbst ein Basenbad! Lösen Sie ca. 100 Gramm Natriumbicarbonat (z.B. Bullrich-Salz-Pulver) in einem Vollbad auf, baden Sie ca. $1/2$ Stunde darin und ruhen anschließend eine Stunde nach. Solch ein **Basenbad** empfiehlt sich kurmäßig für Rheumatiker, aber auch bei beginnenden Infektionskrankheiten oder allgemeinen Schwächezuständen.

Eine ähnliche Wirkung hat ein **Zuckerrübensirupbad.** Zuckerrübensirup wirkt basisch durch den hohen Elektrolytanteil. Diese Badeform kommt aus Ungarn und ist dort weit verbreitet. Verwendet werden für ein Bad ca. drei Eßlöffel, empfohlen werden drei Bäder in der Woche.

Wie sind nun diese überaus positiven Wirkungen zu erklären? Beim Bindegewebe ist nachzulesen, daß es wie ein Müllplatz Schlacken- und Abfallstoffe aus dem Stoffwechsel speichern kann und muß, da eine völlige Ausscheidung über Nieren, Darm und Lunge meist nicht mehr stattfinden kann. Es wird immer vom Säureschutzmantel der Haut gesprochen; interessant ist aber, daß der Säugling noch einen basischen Haut-pH-Wert hat. Was ist nun normal? Bei einer Tagung „Säure-Basen-Haushalt und Vollwerternährung" konnte keiner der anwesenden Mediziner eine Antwort darauf geben. Ich meine eher, daß der Säureschutzmantel der Haut ein Entwicklungszustand ist, der jetzt hingenommen werden muß.

Durch das Baden in den Thermalquellen oder im häuslichen Thermalbad wird dieser Säuremantel abgewaschen, es kann Säuresubstanz aus dem Bindegewebe nachströmen, und so kommt es zu einer Verdünnung der schmerzhaften Säuren. Balneologische Untersuchungen haben aber auch ergeben, daß Inhaltsstoffe aufgenommen werden und in den Kreislauf gelangen können. Dadurch ist sowohl eine lokale als auch eine ganzheitliche Wirkung möglich.

Ergänzend zur Badetherapie möchte ich auch die Möglichkeit der Entsäuerung durch ein **Saunabad** darstellen. Saunabaden hat großen Nutzen, bedeutet nicht Gewicht vermindern, sondern Entschlackungstherapie, Gefäß- und Immuntraining. Auch hier kann die Entsäuerung des Bindegewebes wesentlich verstärkt werden, wenn vor und nach dem Saunabad Natriumbicarbonat (z.B. als Bullrich Vital Basentabletten oder als Mineraltrunk der genannten Mineralquellen) zugeführt wird.

Die Wirkung ist dann so zu erklären: Der Körper wird ausgedrückt wie ein Schwamm, die zugeführte Flüssigkeit wird begierig aufgenommen, das Natriumbicarbonat oder die Basensalze fluten durch den ganzen Körper und landen schnell auf dem Müllablageplatz des Körpers. Schweißmessungen bestätigen die Durchflutung des Körpers.

Eine besonders stark reinigende und entsäuernde Wirkung hat das **Entsäuerungsbad**:

Es zielt darauf hin, den Körper über die ganze Haut intensiv zu entgiften, das heißt zu entsäuern, und bei regelmäßiger Anwendung die Entgiftungsfunktion der Haut anzuregen. Am besten wird abends ein Vollbad genommen, Temperatur angenehm um 37 Grad Celsius. Nach 10 Minuten Baden wird der ganze Körper mit viel Seife und mit der Bürste gründlich bearbeitet. Dann bis zum Hals ins Wasser legen und noch 20–40 Minuten liegenbleiben. Heißes Wasser nachfließen lassen, wenn es zu kühl wird. Zum Abschluß wird nochmals der ganze Körper stark eingeseift und gebürstet, gründlich abgebraust und nach dem Abtrocknen Bettruhe gehalten. Durch das Baden sehen Finger und Zehen ausgelaugt und zerfurcht aus. Auch die Schmutzschicht, die sich am Badewannenrand gebildet hat, ist ein Ergebnis der Auslaugung. Dieses Bad kann nach ärztlicher Anordnung im Extremfall täglich genommen werden, ansonsten ein- bis dreimal in der Woche. Es ist besonders zu empfehlen bei Rheumatikern, Patienten mit Multipler Sklerose und bei anderen schweren Erkrankungen. Die Haut wird dabei als „die 3. Niere" zur Entgiftung herangezogen.

Tägliches Brausebad

Auch das tägliche Duschbad trägt zur Entgiftung bei, da Säuren abgewaschen und die Haut durch den prickelnden

Wasserstrahl in der Durchblutung angeregt wird und so eine Stoffwechselbelebung d. h. Entsäuerung eingeleitet wird.

Baseneinläufe

Schon von alters her werden Einläufe zur Giftausscheidung über den Darm erwähnt. Es besteht bei vielen Patienten eine falsche Scheu, sich dieser Therapie zu bedienen, obwohl Zäpfchen für verschiedenste Krankheiten massenweise benutzt werden. Bei Anwendung eines Einlaufs oder Klistiers empfiehlt sich die Zugabe von 3 g Natriumbicarbonat oder einen gehäuften Teelöffel Bullrich-Salz-Pulver auf $^1/_2$–$^3/_4$ l körperwarmes Wasser. Es wird entweder ein Irrigatorbesteck benutzt oder einfacher, der sogenannte Klyso-matic.

Beim Baseneinlauf sind zwei Wirkprinzipien zu unterscheiden: Aufnahme über den Darm mit Wirkung im Gesamtorganismus und lokaler Säureausgleich bei verkrampftem Enddarm und Säurebrennen im Analbereich. Besonders bei Kindern hat sich diese Form bei Säureerbrechen bewährt, da hier wirklich ursächlich therapiert werden kann. Jegliche Analbeschwerden werden durch einen Baseneinlauf schwinden oder sich zumindest erheblich bessern lassen.

5. Massagetherapie

Einen eigenen Abschnitt möchte ich der Massagetherapie aus der Sicht des Säure-Basen-Haushaltes widmen. Aus langjähriger Praxistätigkeit weiß ich um die immer wiederkehrende Notwendigkeit der Verordnung von Massagen und Fangopackungen. Massagen sind in unserer Zeit oftmals auch ein Ersatz für „Streicheleinheiten für die Seele". In der Zeit der Gesundheitsreformgesetze können

Massagen mit gleichzeitiger Entsäuerung sehr wirtschaftlich wirken!

Lokale Azidosen (Übersäuerungszustände) sind nicht nur im Gehirn, im Herzen und in den Beinen zu finden, sondern sie treten auch als alltägliche Gelosen (Gewebsknoten) im Bereich der Wirbelsäule, der Schultern, der Oberarme und der Oberschenkel (dort auch als Zellulite besser bekannt) auf. Durch die Ablagerung von Säuremolekülen ist es vom Lösungs- zum Gelzustand gekommen, es sind teilweise sehr schmerzhafte, aber auch in der Behandlung sehr widerstandsfähige Gewebeknoten entstanden. Im weiteren Sinne werden diese Veränderungen als „Weichteilrheuma" bezeichnet. Die klassische Behandlung mit Schmerzmitteln verstärkt meist nur den Teufelskreis der Beschwerden, da durch das Schlucken von Rheuma- und Schmerzmitteln zusätzliche Magenbeschwerden auftreten, die auch wieder behandelt werden müssen.

Deshalb muß die Grundlage einer angebrachten Massagetherapie eine intensive Entsäuerung sein. Durch die Hand des Behandlers werden aus der Muskulatur Säuren freigesetzt. Diese müssen nun auch wirklich ausgeschieden werden, sonst bleiben sie im Körper und bewirken bald wieder die gleichen Beschwerden. Im Klartext: Während der Massagen Basenmedikamente einnehmen, vielleicht auch einige Fasttage einlegen, Ernährung umstellen und viel trinken! So kann der Patient selbst einen Beitrag zur Hebung seiner Gesundheit leisten.

Unterstützt werden kann eine Massage mit einer Basensalbe während der Behandlung oder in der Ruhephase. Dazu ist die Natronsalbe nach Oetinger zu empfehlen:

Natrium bicarbonicum   3,0 g
Aqua dest.   22,0 g
Eucerin anhydr. ad   50,0 g

6. Mineralien als Nahrungsergänzungsstoffe

Im Abschnitt Ernährungsumstellung habe ich die Ernährung als die Grundlage eines gesunden Säure-Basen-Haushaltes herausgestellt. In unserer Zeit sind aber die Nahrungsmittel an Mineralien nicht mehr so gehaltvoll, die Umweltbelastungen und der berufliche Leistungsdruck sind dagegen größer geworden. Dadurch muß der Körper wesentlich mehr an Säuren abpuffern. Die vorhandenen Puffermineralien reichen nicht aus und der Körper muß von seinen Vorräten leben.

Deshalb sind Ergänzungsgaben von Mineralstoffen immer öfter notwendig. Niemand kann sich in unserer Zeit als völlig gesund bezeichnen, irgendein Wehwehchen tritt dann und wann bestimmt auf. „Gesund ist nur, wer nicht genügend untersucht wurde."

Wenn man sich zur Entsäuerung entschlossen hat, sind Basenmineralmischungen auf jeden Fall in höherer Dosierung und kurmäßig über drei bis vier Wochen notwendig, um die Säuren zur Ausleitung zu bringen und die Basenreserven des Körpers aufzufüllen.

Nach Sander, dem vielleicht bedeutendsten Säure-Basen-Forscher der letzten Jahre, ist folgende Basenpulver-Mischung zu empfehlen:

Natrium phosphoricum	10,0 g
Kalium bicarbonicum	10,0 g
Calcium carbonicum	100,0 g
Natrium bicarbonicum	80,0 g
M.F. Pulv.	

Davon nimmt man vormittags und abends 1 Teelöffel auf $1/4$ Liter Wasser.

Von der pharmazeutischen Industrie gibt es Fertigpräparate:

Acidovert Tabletten
Alkala N Pulver
Basica Pulver, Basica Sport
Basofer N Dragees und Granulat
Basofer forte N Tabletten
Bullrich Salz Tabletten und Pulver
Bullrich Vital Basentabletten
Entsäuerungssalz nach Dr. Bösser
Flügge Basenmischung Pulver und Tabletten
Gelum Tropfen
Kaiser Natron Tabletten und Pulver
Metz Aktiv-Kalk Pulver
Neukönigsförder Mineraltabletten
Orthomol-Präparateserie
Ottingers Blutsalzkur
Ovocalcin forte Dragees
Presselin Osmo Pulver
Rebasit Pulver
Stoffwechseldragees Molitor
Uricedin Granulat
Ventracid N Dragees

Dies sind nach meiner Erfahrung die wichtigsten
Präparate. Vielleicht haben Sie das eine oder andere schon
einmal genommen, wußten aber nicht genau warum. Nun
hoffe ich, daß Ihnen die Bedeutung klar geworden ist.

Eine starke Wirkung haben alle Mittel, die einen hohen
Anteil von Natriumbicarbonat enthalten: Bullrich Salz
und Kaiser Natron. Über 170 Jahre alt ist das Bullrich
Salz, von dem früher flotte Sprüche bekannt waren wie:
„Seitdem das Bullrich Salz entdeckt, darf jeder essen, was
ihm schmeckt." Eine Weiterentwicklung für den heutigen

mineralstoffarmen Durchschnittsbürger sind Bullrich Vital Basentabletten. Sie enthalten neben Natriumbicarbonat Kalium, Kalzium und Magnesium und Natriumphosphat zur Nierenanregung. Der Vorteil ist die einfache Einnahme und die praktische Mitnahme für unterwegs.

Auf Mineralbasis sind aufgebaut: Basica, Metz Aktiv Kalk, Neukönigsförder Mineraltabletten, Ovocalcin forte Dragees und Rebasit. Für Kinder und Erwachsene, die keine Tabletten schlucken können, ist das Basica Pulver zum Anrühren in Wasser oder Fruchtsaft besonders geeignet.

Für spezielle Magenschmerzen werden empfohlen: Alkala N, Basofer N Dragees und Basofer forte Tabletten. Gegen Übersäuerungszustände des Darmtraktes ist Ventracid N anzuwenden.

Eine Sonderrolle spielen die Gelum Tropfen, die ein Mineralgemisch darstellen und die rechtsdrehende Milchsäure (die im nächsten Kapitel als Bestandteil eines natürlichen Produktes dargestellt wird) enthalten. Es kommt dabei besonders zur Entgiftung über die Leber.

Einigen Patienten wird die Homöopathie nicht unbekannt sein. Aus der Biochemischen Reihe nach Dr. Schüßler kann Natrium bicarbonicum auch in der D 6 oder D 12 Potenzierung eingenommen werden. Dabei kommt es zur Ausscheidungsaktivierung bei trägem Stoffwechsel mit ungenügender Entschlackung und bei Dickleibigkeit.

In letzter Zeit wurde in Presseveröffentlichungen immer wieder vor einer zu großen Zufuhr von Natrium gewarnt. Aufgrund von Untersuchungen kann man sagen, daß diese Sorge völlig unbegründet ist. Selbst die Deutsche Liga zur Bekämpfung des hohen Blutdruckes e. V. der Deutschen Hypertonie Gesellschaft hat eine Entwarnung gegeben. Die reine Kochsalzzufuhr ist entscheidend, also das Natriumchlorid, aber nicht die Natriumzufuhr in anderen Verbindungen, wie zum Beispiel des Natriumbicarbonats. Im Gegenteil: Es sind andere Risikofaktoren wie z. B. der Alkohol, die für eine Bluthochdruckentstehung wesentlich stärker verantwortlich gemacht werden müssen. Bei älteren Menschen konnte in einer Untersuchung gezeigt werden, daß oft sogar ein zu niedriger Natriumgehalt vorliegt, der genauso schädlich ist und der meist von einer zu geringen Flüssigkeitszufuhr herrührt.

In der Niere ist die Ausscheidung der sauren Stoffwechselschlacken vom Enzym Carboanhydrase abhängig, das Zink enthält. Besteht nun ein Zinkmangel, so funktioniert die Ausscheidung über die Nieren nicht optimal. Deshalb muß ausreichend Zink zugeführt werden; in den Neukönigsförder Mineraltabletten ist es enthalten, ansonsten ist die direkte Einnahme zu empfehlen (z. B. Unizink 50, Zinkit, Zink-Longoral, Zinkorotat, Inzelloval).

7. Entsäuerung durch Milchsäure (Brottrunk-Kur)

Bald nach meiner intensiven Beschäftigung mit dem Säure-Basen-Haushalt bekam ich im Sommer 1985 eine Flasche eines milchsauren Getränkes, den Brottrunk[*] in die Hände. Zu dieser Zeit waren schon Berichte von Linderungen verschiedener Krankheiten bekannt. Ich war zunächst sehr skeptisch, wie dieses saure Getränk ausgleichend im Säure-Basen-Haushalt wirken könne. Im Januar 1986 konnte ich den Erfinder, den Bäckermeister Wilhelm Kanne, bei einem Vortrag in Passau selbst kennenlernen.

---

[*] Hersteller: Kanne-Brottrunk GmbH & Co, Bahnhofstraße 68, 59397 Selm-Bork

Ich habe dann eigene Studien durchgeführt und mußte mich von den besonderen Wirkungen überzeugen lassen.

Aus Rußland und Estland stammt die alte Tradition der Herstellung gesunder, milchsaurer Getränke aus Getreide bzw. Brot, bekannt unter dem Namen **Kwaß**. Es ist das Verdienst von Wilhelm Kanne, eine reine Milchsäuregärung ohne Bildung von Alkohol erreicht zu haben. Die Herstellung für sich ist bereits eine Qualitätssicherung. Eine reine milchsaure Gärung gelingt nur mit Vollkornbrot, das mit Getreide aus biologischem Anbau und über eine Natursauerteigführung gebacken wird. Mit diesem Brot wird dann durch eine weitere Fermentation der Brottrunk nach Kanne gewonnen.

Die Bedeutung der milchsauren Lebensmittel hat Prof. Matzkies (Stoffwechselforscher, Internist) in einer Grundlagenarbeit so erklärt: *„Durch die Zufuhr von Säure kommt es keineswegs immer zu einer Säurebelastung des Organismus. Fruchtsäuren und auch Lactat (das Salz der Milchsäure) werden im Stoffwechsel oxydiert. Dabei wirken diese Säuren als Basenspender, da biochemisch ein Säuremolekül ‚verbrannt‘ wird.“* Hierin erklärt sich die eigenartige Situation, daß eine Säure im Stoffwechsel eine basische Wirkung hat. Dies trifft besonders auf den Brottrunk zu.

Die Milchsäure in diesem Getränk hat äußerlich eine Desinfektionswirkung, bietet einen natürlichen Schutz gegen Infektionen der Mundhöhle und fördert die Heilung von Durchfallerkrankungen. Dr. Ionescu von der Neurodermitisklinik Neukirchen gelang 1993 der Beweis, daß Darmpilze durch Trinken von Brottrunk vermindert werden. Die Neurodermitis ist für jeden Therapeuten eine Herausforderung. Es hat keinen Sinn, nur äußerliche Salbenanwendungen vorzunehmen, da die Neurodermitis eine Krankheit ist, die von innen kommt und von der Psyche stark beeinflußt wird. Bei Kindern muß die Mutter in die Therapie miteinbezogen werden.

Akute und chronische Lebererkrankungen bedürfen ebenfalls der Zufuhr von Milchsäure. Es wurde schon erwähnt, daß auch die Leber eine wichtige Rolle im Säure-Basen-Gleichgewicht spielt. Bei Patienten mit Holzschutzmittelvergiftungen sind oft erhöhte Leberwerte (Transaminasen) festzustellen. Dabei wirkt die Milchsäure ausleitend auf diese Giftverbindungen.

Auch der Herzmuskel braucht die Milchsäure als den eigentlichen Energiespender; nach Kern ist der Herzinfarkt eine Säurekatastrophe des Herzmuskels. Die Gesunderhaltung dieses besonderen Organs ist von lebenswichtiger Bedeutung. Der Herzmuskel wird um so besser arbeiten, je entsäuerter er ist bzw. je mehr Milchsäuregemisch angeboten wird. Diese Tatsache gilt natürlich auch bei den Krankheitsbildern der koronaren Durchblutungsstörung und beim Herzasthma.

Ein krankhafter Mangel an Milchsäure liegt weiterhin vor bei Alkohol- und Nikotinmißbrauch, Infektionen und Bluthochdruck. Bei der Betrachtung des Säure-Basen-Haushaltes ist dabei immer eine Übersäuerung anzutreffen.

Auch die Wachstumshemmung der Kinder hat eine Ursache in der „Säurestarre", die durch das Milchsäuregemisch aufgebrochen wird. Die chronische Übersäuerung wirkt sich blockierend auf verschiedene hormonelle Regelkreise aus, so daß eine Erschöpfung der Nebennierenrinde auftreten kann mit schneller körperlicher Erschöpfung, ständiger Müdigkeit und niedrigem Blutdruck. Die Milchsäure bewirkt dagegen eine Anregung der Nebennierenrinde.

Prof. Matzkies konnte bei seinen Untersuchungen feststellen, daß es durch dieses Lebensmittel zu einer Cholesterinsenkung kommt. Entscheidend aber ist auch, wie Prof. Grossart-Maticek herausfand, daß die Milchsäure im Brottrunk regulativ wirkt.

Erste Studien an strahlenbelasteten Kindern nach dem Tschernobyl-Unfall in Weißrußland haben ergeben, daß der Genuß von Brottrunk die Ausleitung der radioaktiven Substanzen aus dem menschlichen Organismus fördert. Diese fast sensationelle Tatsache paßt meiner Meinung nach zu den Patientenberichten während oder nach einer Bestrahlung wegen einer Tumorerkrankung. Diese Patienten stellten fest, daß bei ihnen fast keine Nebenwirkungen (Erbrechen, Übelkeit, schlechter Allgemeinzustand) auftraten, gegenüber anderen Patienten, die keinen Brottrunk zu sich genommen hatten.

Bei anderen Erkrankungen, die auf eine Übersäuerung zurückzuführen sind und die schon besprochen wurden, wirkt der Brottrunk ähnlich entgiftend.

Sport und Säure-Basen-Haushalt

Auch im Sport ist die Beachtung des Säure-Basen-Haushaltes von Bedeutung. Bei der Energiebereitstellung im Muskel entsteht Milchsäure, die bei leichter körperlicher Tätigkeit vom Blut abtransportiert und in der Leber verarbeitet werden kann. Erhöht sich aber bei einer sportlichen Hochleistung die anfallende Milchsäuremenge, so muß diese vorübergehend zwischengelagert, gepuffert werden, um die biochemischen Vorgänge im Muskel nicht zum Erliegen zu bringen. Ein solcher Zusammenbruch kann als Wadenkrampf beobachtet werden, den viele sicher bei sich selbst schon verspürt haben.

Die anfallende Muskelmilchsäure muß am Ort der Entstehung „gelagert" werden. Dies geschieht durch Salzbildung, wie bereits dargestellt wurde: Ein Säuremolekül und ein Basenmolekül bilden ein Salzmolekül, welches für den Muskel unschädlich ist, und dann in „ruhiger Stoffwechselzeit" abtransportiert und von der Leber wieder aufgespalten und verarbeitet oder ausgeschieden wird. Dies heißt aber nun, daß Basenmoleküle vorhanden sein müssen, um diese Pufferungsvorgänge zu ermöglichen. Da die Ernährung dies heute oft nicht mehr optimal gewährleistet, ist die Einnahme von Mineralstoffen als Nahrungsergänzungsmittel zu empfehlen. Die Basenreserven müssen ausreichend hoch sein, um auch in Spitzenbelastungen den Erfordernissen gerecht werden zu können.

Dieses Wissen erbrachte dem wohl größten deutschen Schwimmsportler der letzten Jahre, Spitzname „Albatros", viele Siege und Erfolge. Er hat bewußt zum Training Natriumbicarbonat (z. B. Bullrich-Salz) und Mineralien eingenommen, um seinen Körper biochemisch auf eine Höchstleistung vorzubereiten.

Praxisbeispiel:

Ein Triathlet kam mit Leistungsproblemen und ständig wiederkehrenden Schmerzen der Lendenwirbelsäule in Behandlung. Die Säuremessung im Blut ergab eine erhebliche Minderung der Pufferkapazitäten und einen Hinweis auf einen Mineralmangel in den Zellen. Die Gabe von Mineralien und eine unbedingt notwendige Ernährungsumstellung hin zu Kartoffeln und Gemüse verschafften dem Sportler bereits beim nächsten Marathonlauf einen Erfolg; er hatte keine Leistungsprobleme und keine Wirbelsäulenschmerzen mehr.

Diese Beispiele zeigen, wie durch eine einfache biochemische Führung eine „gesunde" Leistungssteigerung möglich ist. Es wäre also in der Sportmedizin ein „gesundes Doping", während der Trainingsphase die Körperreserven an Natriumbicarbonat und Mineralien reichlich aufzufüllen. Im Wettkampf kann es dann nicht mehr zu einer Stauung der Milchsäure im Muskel und dadurch zu einem unklaren Zusammenbruch kommen.

Vor kurzem wurde von Britta Linzbach, einer Sportmedizinerin am Olympiastützpunkt Frankfurt/Main, in einer Studie festgestellt, daß natriumbicarbonatreiche Mineralwässer das Ausdauerleistungsvermögen des Sportlers steigern können und zugleich blutdruckregulierend wirken. Wichtig ist das richtige Trinken vor allem für weniger Trainierte. Hier zählt die Hebung des Leistungsvermögens zwar weniger, dafür jedoch mehr der gesundheitliche Aspekt. Dazu kommt, daß Breitensportler stärker schwitzen als Leistungssportler und ihr Schweiß stärker konzentriert ist, wodurch auch mehr Mineralien verlorengehen. Für sie ist es daher besonders wichtig, Flüssigkeits- und Mineralverluste auszugleichen.

Meine Schlußfolgerung: Es beweist eine falsche biochemische Vorbereitung, wenn Muskelkrämpfe, Leistungsschwächen und unklare Zusammenbrüche bei Sportlern auftreten. Alle Beteiligten sollten intensiv über diese Zusammenhänge nachdenken.

Entsäuerungstherapie nach Maß

Wir haben erfahren, daß den Nieren ein entscheidender Anteil an der Entsäuerung zukommt. Vieles spielt sich im Bindegewebe ab, die biochemischen Vorgänge dort sind aber nur sehr schwer zu erfassen. Leicht meßbar für jeden dagegen ist die pH-Qualität des eigenen Urins. Der schon genannte Säure-Basen-Forscher Sander hatte sogar eine spezielle Urinuntersuchungsmethode entwickelt, die jedoch nur noch selten angewandt wird.

Sie selbst können sich ganz leicht einen Überblick über Ihren Säuren-Basen-Zustand verschaffen: Mit einem pH-Meßstreifen (aus der Apotheke, z.B. Spezialindikator Merck Nr. 9557) messen Sie jeden Morgen Ihren Urin, an einigen Tagen auch mehrmals am Tag. Normalerweise scheidet der gesunde, ausgewogen ernährte und genügend Flüssigkeit zu sich nehmende Erwachsene mindestens einen Liter Urin in 24 Stunden aus. Der pH-Wert sollte bei ausreichend basischen Nahrungsmitteln tagsüber mindestens zweimal den Neutralpunkt pH 7 erreichen oder überschreiten. Morgens wird meist ein saurer Wert von pH 5 zu messen sein. Ist der pH-Wert ständig im sauren Bereich, so besteht der dringende Verdacht auf eine Gewebeübersäuerung. In der langfristigen Behandlung soll der morgendliche pH-Wert des Urins bei 7 bis 7,5 liegen – dies entspricht dem Gleichgewichts-Sollwert des Blutes und zeigt an, daß die Nieren keinen Säureüberschuß aus den Geweben auszuscheiden haben. Die Nieren besitzen ihre höchste Ausscheidungskraft bei pH 5,4. Wegen oft nicht erkannter Vorerkrankungen sollte die Nierenfunktion aber nicht ausgereizt werden, durch abendliche Basengaben läßt sich diese Gefahr vermeiden.

Wenn Sie sich nun einen persönlichen Überblick verschafft haben, so werden Sie meist pH-Werte von 5 oder 6, selten 7 gemessen haben. Sie sollten jetzt tagsüber von den aufgezeigten Basen-Medikamenten (z. B. Bullrich Vital Basentabletten, 3 x 2 bis 3 x 5 Tabletten) soviel einnehmen, daß tagsüber mindestens zweimal ein pH-Wert von 7 und höher erreicht wird. Auch sollte der morgendliche Wert 7 sein, idealerweise 7,5; dieser Wert stellt den biologischen Neutralpunkt dar. Wichtig dabei ist die tägliche ausreichende Trinkmenge von Kräutertee und Wasser.

Zu Beginn einer Entsäuerungskur werden die günstigen ph-Werte nur zögernd erreicht, Männer brauchen meist länger als Frauen. Sie werden auch merken, wenn Sie nichts mehr einnehmen, daß die Werte rasch wieder nach unten gehen. Betonen möchte ich, daß die Wahl der Nahrungsmittel auf jeden Fall geändert werden sollte, die Grundlage eines gesunden Säure-Basen-Haushaltes muß eine ausgewogene Ernährung sein.

Auch der pH-Wert des Speichels kann gemessen werden, der seinen Idealwert bei 6,8 hat.

Nachteile gibt es bei dieser Selbstbehandlung nicht. Es kann jedoch vorkommen, daß durch die verstärkte Ausscheidung über die Nieren eine alte, „schlummernde" Harnwegsentzündung akut wird. Möglicherweise ist die Behandlung beim Arzt mit einem Antibiotikum notwendig. Sie setzen dann solange mit der Entsäuerung aus, bis die Entzündung ausgeheilt ist. In diesem Zusammenhang ist es wichtig, daß Sie immer warme Füße haben. Bei kalten Füßen wird oftmals eine Harnwegsentzündung begünstigt oder kann nur langsam oder gar nicht richtig ausheilen. Haben Sie kalte Füße, so ist ein heißes Fußbad nötig, zur besseren Wirkung geben Sie einen Teelöffel Natriumbicarbonat hinzu (z.B. Bullrich Salz Pulver). Auch Wechselfußbäder zwischen warmem und kaltem Wasser sind gut: Warm 5 Minuten, kalt 10–15 Sekunden, einmal wiederholen, Wasser nur abstreifen, Strümpfe anziehen, bis zur Wiedererwärmung bewegen oder im Bett erwärmen.

Heilreaktionen

Bei einer milden Behandlung, gleichbedeutend mit wenig Basenpulver oder Basentabletten, werden sich wahrscheinlich keine Heilreaktionen einstellen. Dafür dauert die Heilung länger. Reaktionen in Form von durchfälligen Stühlen können aber auftreten, da durch die Basenzufuhr die basenliebenden Organe (Leber, Gallenblase, Bauchspeicheldrüse und Dünndarmdrüsen) biochemisch belebt werden und eine Darmsäuberung eintritt. In schweren Fällen kann es aber sein, daß es fast explosionsartig zu reinigenden Stühlen kommt, wobei der säurescharfe Stuhl Analbrennen und dadurch auch kurzzeitig Hämorrhoidenbeschwerden auslöst. In diesen Fällen helfen rasch Einläufe oder Klistiere mit einem Zusatz von Natriumbicarbonat (ca. 1 gehäufter Teelöffel auf $^1/_2$ Liter Wasser).

Es kann sich auch ein „Ziehen" im ganzen Körper bemerkbar machen. Eigenartigerweise verursacht die Einlagerung von Stoffwechselschlacken und Säuren keine Beschwerden, sehr wohl jedoch die Ablösung und Ausschwemmung.

Eine besonders wichtige Heilreaktion ist das Sodbrennen im Magen, das nach der Einnahme von Basenpräparaten auftreten kann. Dieses Sodbrennen, auch wenn noch nie aufgetreten, ist als eine notventilartige Säureentleerung über die Belegzellen zu verstehen, da der Körper jetzt die Möglichkeit sieht, sich seiner Säuren zu entledigen, und dies zunächst überschießend geschieht. Hier empfiehlt sich einige Minuten später noch einmal eine Gabe von z. B. 1 Teelöffel Basengemisch oder 2–3 Tabletten, dann wird dieses Säuresymptom Sodbrennen schnell verschwinden.

Säure-Basen-Messung im Blut und im Urin

Die Selbstmessung des pH-Wertes des Urins ist eine hinreichend gute Aussage über den aktuellen Zustand des Säure-Basen-Geschehens im Körper. Will man jedoch tiefere und genauere Aussagen bekommen, ist eine Titrations-Messung der Körperflüssigkeiten Blut und Urin notwendig. Bei der Blutmeßmethode ist für die Therapeuten die Methode nach Jörgensen ein relativ einfaches, aber aussagekräftiges Verfahren. Dabei werden die Pufferkapazitäten für die Säure im Blut und im Plasma gemessen, und es kann dann ein wichtiger Rückschluß auf den Säure- bzw. Mineralzustand in der Zelle geschlossen werden. (Näheres dazu in meinem Fachbuch „Praxis des Säure-Basen-Haushaltes", Haug-Verlag.) Leider kann zu dieser Messung Blut nicht versandt werden, sie muß nach relativ kurzer Zeit nach Blutabnahme gemacht werden. Da das Interesse für diese Methode zunimmt, wird eine Therapeutenliste erarbeitet (siehe Informationsadressen, S. 105).

Eine andere Methode ist die Urinmessung nach Sander. Sander war der Pionier im Säure-Basen-Geschehen, der 1953 sein bedeutendes Buch „Der Säure-Basen-Haushalt im menschlichen Organismus" (Hippokrates-Verlag) herausbrachte. Er hatte darin eine Urinmeßmethode dargestellt, die in den letzten Jahren nur noch an wenigen Untersuchungsstellen vorgenommen wurde, und deshalb fast vergessen war. Das Labor Dr. Bayer hat dankenswerterweise diese Methode wieder aktiviert. Der Vorteil hier ist einmal die Möglichkeit des Urinversands, weil sich die Proben über die Zeit des Versands nicht verändern, und das Meßergebnis auch telefonisch oder brieflich besprochen werden kann, wenn ein Interessent gerade nicht die Möglichkeit hat, einen Therapeuten aufzusuchen.

Am Testtag sammelt der Patient 5 Harnproben um 6, 9, 12, 15 und 18 Uhr. Die Mahlzeiten sollen jeweils nach der 6-Uhr-, der 12-Uhr- und der 18-Uhr-Urinabnahme eingenommen werden. Diese Urinproben werden dann mit einem Einsendeformular, in dem auch die Ernährungsgewohnheiten erhoben werden, an das Labor gesandt. Dort erfolgt neben der Messung der pH-Werte eine Bestimmung der Pufferkapazitäten dieser Urinproben. Ergebnisse dieser Urinuntersuchung sind in der folgenden Abbildung zu sehen. Die Kurve A ist die Kurve eines Gesunden, die Kurve B die eines hochgradig übersäuerten, und die Kurve C eines in der ebenfalls ungünstigen Basenstarre befindlichen Menschen (jedoch sehr selten).

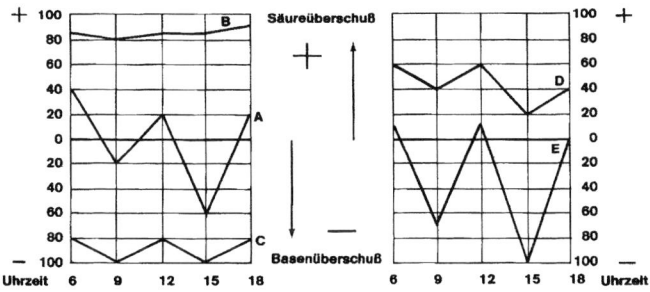

Interpretation des Tests

Die Kurve beim Gesunden ist so zu deuten: Im 6-Uhr-Urin (Morgenurin) werden die normalen, im Stoffwechsel anfallenden (sauren) Stoffwechselschlacken der Nacht ausgeschieden. Beim Gesunden gibt es nun etwa 2–3 Stunden nach jeder Mahlzeit zur Einleitung der normalen Verdauung eine Basenflut im Körper. Diese Tatsache ist im 9-Uhr-Urin zu beobachten.

Die später wieder im Gesamtstoffwechsel des Körpers anfallenden Säuren werden zur Mittagszeit ausgeschieden. Um 15 Uhr geschieht das gleiche, wie etwa um 9 Uhr, d.h. die durch das Mittagessen erzeugte Basenflut kommt normalerweise im Harn zum Ausdruck, und abends um 18 Uhr ist wieder der Säure-Überschuß vorhanden, der durch Stoffwechselprozesse entsteht und der normal ist.

Bei Menschen mit einem gestörten Säure-Basen-Haushalt fehlt nun, wie die Kurven B und C zeigen, die Ausgleichsfähigkeit des Organismus, wobei der rhythmische Wechsel der Säure-Basen-Fluten kaum mehr angedeutet ist. Durch richtige Behandlung, vor allem durch Umstellung der Ernährung, kann die normale Ausgleichsfähigkeit wieder hergestellt werden, wie die Kurven D und E (vor und nach Therapie) zeigen, wobei mit der Normalisierung des Säure-Basen-Haushaltes die alten rheumatischen Gelenkbeschwerden ebenso verschwanden wie die chronischen Verdauungsbeschwerden, Kopfschmerzen und Müdigkeit.

Zusätzlich läßt sich aus den Kurven ein Mittelwert errechnen, der sogenannte mittlere Aziditätsquotient (Säure-Wert):

- Normal: + 10 % bis – 10 %

- Leichte Übersäuerung: + 10 % bis + 30 %

- Mittelschwere Übersäuerung: + 30 % bis + 50 %

- Schwere Übersäuerung: + 50 % bis + 70 %

- Sehr schwere Übersäuerung: über 70 %

- Leichte Alkalose: – 10 % bis – 60 %

- Schwere Alkalose: über – 60 % (aber höchst selten)

Bei der überwiegenden Zahl der Messungen ist die Kurve in Richtung „zu sauer" gestört und dabei meist auch noch in der Regulation blockiert, d. h. eine wellenförmige Bewegung der Säure-Basen-Fluten ist nicht möglich. Dies ist dann ein deutlicher Hinweis für eine versteckte oder schon spürbare Übersäuerung, die dann alleinige Krankheitsursache sein kann bzw. die Begleiterscheinung vieler Krankheiten darstellt, wie sie im Kapitel „Säure frißt Löcher in die Gesundheit" erörtert wurden.

Empfehlungen für ein gesünderes Leben

Die Ergebnisse meiner jahrelangen Untersuchungen zum Säure-Basen-Status möchte ich in folgenden Punkten zusammenfassen:

1. Bei der überwiegenden Zahl der chronisch Kranken besteht eine Verschiebung des Säure-Basen-Haushalts zur sauren Seite. Eine gezielte Behandlung kann eine Verbesserung des Gesamtbefindens herbeiführen, und es können örtliche Beschwerden beseitigt oder gelindert werden.

2. Eine natürliche Schmerzbehandlung muß immer eine Entsäuerungstherapie als Grundlage haben.

3. Die Ernährungsweise ist für die Aufrechterhaltung des Säure-Basen-Gleichgewichts von grundlegender Bedeutung. Der heutige Mensch sollte die genannten Kardinalfehler der Ernährung meiden und weniger Fleisch, dafür mehr Obst und Gemüse essen.

4. Die gesamte Lebensweise ist zu ändern; mehr Bewegung, Wandern, Sport soll den Menschen in Schwung und zur Entsäuerung bringen.

5. Auch die seelische Entsäuerung durch positives Denken (es gibt verschiedene Formen davon) ist eine starke Waffe im Kampf um einen guten Säure-Basen-Haushalt.

Die Abbildung der Säure-Basen-Waage soll Ihnen verdeutlichen, was alles im Laufe Ihres Lebens diesbezüglich schon eine Rolle gespielt hat oder noch eine Rolle spielen kann.

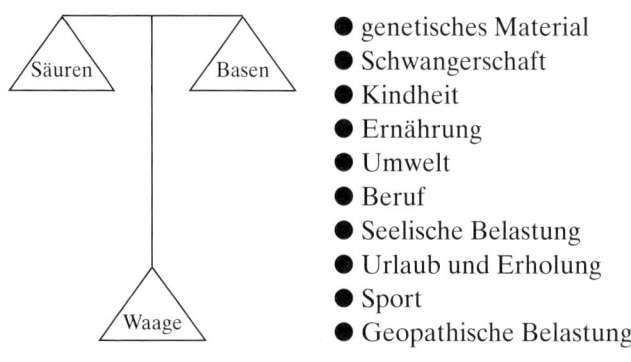

- genetisches Material
- Schwangerschaft
- Kindheit
- Ernährung
- Umwelt
- Beruf
- Seelische Belastung
- Urlaub und Erholung
- Sport
- Geopathische Belastung

Hinsichtlich der Streßbelastung des Menschen kann laut hierzu durchgeführten Untersuchungen gesagt werden, daß eine gewisse Portion Streß (Eustreß) sogar notwendig ist.

Ganz wichtig ist, und darum möchte ich Sie ganz besonders bitten, daß Sie die Entsäuerung nicht mit innerem Widerstand über sich ergehen lassen, sondern sie freudig und mit Bewußtsein durchführen! Dann werden Sie doppelten Nutzen daraus ziehen können!

Sie müssen nicht immer an eine Entsäuerung denken, Sie sollten es aber immer öfter tun!

Es gibt in der Natur Pflanzen, die saure oder basische Böden bevorzugen. Der Mensch ist jedoch eine basische Pflanze: Sie wird klein und runzlig, wenn sie verkommt = sauer wird, und sie kann wieder aufblühen, wenn sie wieder gepflegt = basisch wird!

Achten Sie auf Ihre Gesundheit, denn:

es gibt viele Krankheiten,
aber nur eine Gesundheit!

Mein Wunsch ist es, daß dieses Büchlein für viele ein guter Lebensbegleiter wird. Einen Spruch möchte ich Ihnen noch mit auf den Weg geben:

Versuchen Sie, heute noch etwas zu tun;
verschieben Sie es nicht auf morgen,
sonst wird aus dem Morgen ein ganzes Leben.

Patientenfragen

Oft gestellte Fragen sollen im folgenden zur allgemeinen Erläuterung beantwortet werden.

Wie lange soll man sich entsäuern?

Dies ist fast die bedeutsamste Frage. Entsäuerung muß lebenslang durchgeführt werden, sie soll gleichsam eine Lebenseinstellung sein. Wichtig aber ist, daß alles ungezwungen bleibt, es darf kein Gesicht verbissen sein – „ich muß entsäuern", sonst wiegt die seelische Seite zu stark negativ. Sie können ruhig zeitweise „locker" dahinleben. Sie werden aber nach einer gewissen Zeit merken, daß sich vergangene Beschwerden wieder einstellen, und werden sich dann gerne der erlernten Verhaltensregeln erinnern.

Kann die Entsäuerung auch Nachteile haben?

Grundsätzlich hat eine Entsäuerung keine nachteiligen Wirkungen. Es kann jedoch anfangs vorkommen, daß durch den veränderten pH-Wert des Urins, der lange beim pH-Wert 5 und 6 war, jetzt oftmals bei 7 ist, eine alte, nicht ausgeheilte Nierenentzündung aufflackern kann. Dies ist kein Nachteil, irgendwann zu einer unpassenden Zeit wäre diese sicher ohnehin aufgetreten. Haben Sie Beschwerden, und läßt sich eine Entzündung im Urin feststellen, so unterbrechen Sie die Einnahme der Basenmedikamente, es kann sogar vorübergehend ein Antibiotikum notwendig sein, um die alte Entzündung sicher auszuheilen. Danach dürfen Sie wieder entsäuern.

Bei Freunden oder Verwandten beobachte ich Krankheiten, die aus der Übersäuerung kommen; diese glauben mir aber nicht.

Dies ist oft zu beobachten, es ist eine menschliche (Un-) Tugend, etwas Gutes nicht sofort anzunehmen. Das Schöne an der Ernährung im Säure-Basen-Gleichgewicht ist doch, daß alles gegessen werden darf; nur die Mengen und Zeiten müssen geändert werden. Aber selbst dies ist für manche Menschen schon ein starker Eingriff in ihr gewohntes Leben.

Welche Möglichkeit der Entsäuerung ist die beste?

Es ist im Prinzip völlig gleichgültig, welchen Weg Sie gehen. Wichtig ist, daß Sie etwas für Ihre Entsäuerung tun, weil Sie bald merken werden, daß Ihre Lebensqualität ansteigt.

Die Grundlage soll eine ausgewogene Ernährung sein, daneben dienen die verschiedenen Mineralgemische als Nahrungsergänzung. Herausgestellt wurden die zwei Hauptwege der Entsäuerung:

a) Zufuhr von Natriumbicarbonat, das zur Neutralisierung von Salzsäure führt und

b) die Zufuhr von Milchsäure im Brottrunk nach Kanne, die Säuremoleküle biochemisch „verbrennt". Ähnlich wirkt auch die Zufuhr von Zitronensäure in Mineralgemischen.

Welche Krankheitszeichen deuten auf eine Übersäuerung hin?

Zum besseren Verständnis sind hier die wichtigsten Krankheitszeichen von Kopf bis Fuß zusammengestellt. In der Humoraldiagnostik (dem Erkennen von Krankheiten aus der Säftelehre, einer diagnostischen Möglichkeit, die schon von Ärzten der Antike angewandt wurde, können wir dies wie in einem Bilderbuch ablesen:

Kopfbereich

Häufige Kopfschmerzen ohne ersichtliche Ursache – blasse Gesichtsfarbe – empfindliche Augen mit Entzündungen der Bindehaut, der Hornhaut und der Lidränder – häufige Erkältungen und Stirn- und Nasennebenhöhlenentzündungen – vergrößerte Mandeln und wiederkehrende Mandel- und Halsentzündungen – Polypen – allergische Reaktionen – empfindliche Reaktionen der Zähne auf kalte und heiße Speisen – Zahnkaries – wechselnde Zahnschmerzen ohne Befund (Neuralgien) – Zahnfleischentzündungen und Zahnfleischschwund – Einrisse im Mundwinkel

Brustbereich

Bronchialerkrankungen – Entzündungen und unklare Schwellungen der weiblichen Brustdrüse, auch beim Stillen – unklarer Herzdruck ohne krankhaften EKG-Befund

Bauchbereich

Sodbrennen mit saurem Aufstoßen – Magenkrämpfe, Magenschmerzen und Magenschleimhautentzündungen bis hin zum Magengeschwür – Gallensteine – Darmkrämpfe – Brennen beim Stuhlgang, Bildung von Analekzemen – Stuhlentfärbung als Zeichen einer Leberschwäche – Reizblase – Nieren- und Blasensteine – ständig übersäuerter Urin

Wirbelsäule und Gelenke

Osteoporose (Kalkmangel durch Kalziumabbau im Knochen) – Neigung zu spontanen Knochenbrüchen bei älteren Menschen – verzögerte Heilung nach Knochenbrüchen – Rheuma, besonders Weichteilrheuma – Arthrose – Arthritis – Wirbelverschiebungen – Bandscheibenvorfall – Wirbelsäulensyndrom

Haut und Anhangsgebilde

Akneerkrankung – Schweißgeruch durch übersäuerten Schweiß – trockene Haut mit Neigung zu Hautentzündungen – Entzündungen und Ekzembildungen der Körperöffnungen – Hautpilzerkrankungen – wechselnder Juckreiz bis hin zum Nesselfieberausschlag – Brüchigkeit von Nägeln und Nagelverformungen

Nervensystem

Antriebsschwäche – Energielosigkeit – Traurigkeit ohne Grund mit depressiven Verstimmungen und Selbstmordgedanken – Reizbarkeit mit Aufbrausen – nervlich geringe Belastbarkeit mit innerer Unruhe, Schreckhaftigkeit und Überempfindlichkeit – häufige Neuralgien – Schlaflosigkeit

Allgemeiner Energiezustand

chronische Müdigkeit, Ermüdbarkeit selbst nach längerer Schlafphase – Antriebsschwäche – Gefühl der Schwere in Armen und Beinen – kalte Hände und Füße – erhöhte Anfälligkeit für Infektionen (Erkältungen, Halsentzündungen, Bronchitiden)

Wie wirken Säuren und Basen im Organismus zusammen?

Bei der ganzheitlichen Säure-Basen-Betrachtung ist es wichtig zu wissen, wie das Zusammenspiel im Körper zustande kommt:

1. Zufuhr von Säuren und Basen von außen durch die Nahrung,
2. innere Bildung von Stoffwechselschlacken,
3. innere Zufuhr krankhafter Säuren bei chronischer Darmgärung und bei der Zuckerkrankheit,

4. Ausfuhr von Säuren und Basen über Niere und Darm,
5. Ausscheidung von Kohlensäure über die Lunge,
6. Bildung von Salzsäure und Natriumbicarbonat im Magen,
7. Beschaffenheit und Fassungsvermögen der Speicher für Säuren und Basen,
8. Regulation und Zusammenspiel aller dieser Organe.

Was sind Heilreaktionen?

Durch Fasten entstehen verschiedene Veränderungen im Körper, dabei werden Stoffwechselschlacken freigesetzt, die meist Säuren darstellen, über das Blut zum Gehirn gelangen und dann Erscheinungen äußerster Unlust hervorrufen können. Im Körper sind durch die akute Übersäuerung an schon belasteten Stellen im Muskel-, Binde- und Knochengewebe ziehende Schmerzen zu verspüren.

In dieser Zeit muß auf die Ausleitung der Säuren besonders geachtet werden. Die natürlichen Ausleitungsorgane des Menschen sind der Darm, die Nieren, die Lungen und die Haut. Der Darm wird angeregt durch milde Abführlösungen, die Niere durch ausreichendes Trinken (2–3 Liter am Tag), die Lungen durch bewußtes Ausatmen und Bewegung, die Haut durch Bürstenmassagen und Schwitzen (Sauna).

Quo vadis, Du saurer Mensch?

Diese Überschrift gab ich einem Aufsatz, der in der Zeitschrift Erfahrungsheilkunde 8/1996 erschienen ist. Ich hatte darin versucht, den derzeitigen Stand der Säuresituation des heutigen Menschen darzustellen. Wie soll der Mensch gesund bleiben, der auf dieser Erde leben muß? Bislang war die konventionelle Meinung, daß ein gesunder Mensch alle Belastungen von außen regulieren kann, daß er seine Stoffwechselsäuren alle auszuscheiden vermöge. Es ist richtig, daß ein gut funktionierender Stoffwechsel sich im natürlichen Säure-Basen-Gleichgewicht halten kann. Nehmen wir einen Idealmenschen, der sich ausgewogen ernährt, der auf seine Eßrituale achtet, der sich ausreichend körperlich bewegt, der auch seine Gedankenwelt in Ordnung hält, der gar keinen Disstreß aufkommen läßt – dieser Mensch wird auch völlig gesund sein. Aber wo finden wir *IHN*?

Ganz wenige erfüllen diese Bedingungen. Als ein leuchtendes Vorbild möchte ich den Arzt Dr. Karl Windstosser herausstellen, der vor kurzem 90 Jahren alt geworden ist, in völliger geistiger Frische und Tatkraft. Er hat sein ganzes Arztleben dem Erforschen und Behandeln besonders der Krebskrankheit und auch der chronischen Übersäuerung gewidmet. Er hat sein Leben nach einer basischen, vollwertigen Ernährungsform ausgerichtet. Er sollte ein Vorbild für uns alle sein! Prinzipiell wäre dies auch nicht schwer, wenn nicht der „innere Schweinehund" immer wieder nach anderen Gelüsten rufen würde. Und wie leicht lassen wir uns doch heute ablenken! Sei es der Gedanke an vergangene schöne Freuden oder auch die Verlockung der Werbung! Hier werden im Fernsehbild die Säuren als gar zu verlockend dargestellt! Aus menschlicher Sicht kann manches entschuldigt werden, wenn nur der Ausgleich immer wieder stattfinden würde. Aber auf einen Ausgleich der Säurelastigkeit müssen viele Körper jahrelang warten, bis es in manchen Fällen spät bzw. zu spät geworden ist. Die sogenannten „Zivilisationskrankheiten" nehmen immer mehr zu (siehe die entsprechenden Kapitel). Die Herz-Kreislauf-Krankheiten nehmen immer noch den 1. Platz der Todesursachen ein.

Viele Patienten haben mir auch schon berichtet, daß sie wieder in einen „menschlichen Schlendrian" hineingekommen waren. Sie konnten sich an mein Büchlein erinnern, haben nachgelesen und ihre Fehler selbst wieder bemerkt. Ein Auffrischen des alten Wissens und ein erneutes Entsäuern befreiten sie erneut aus dem Säure-Tief.

Es ist leider bedauerlich, daß die geschilderten, biochemisch einfach erfaßbaren Tatsachen in der derzeitigen klassischen Medizin nur am Rande berücksichtigt werden. Machbare Gesundungen scheinbar unheilbarer Krankheitszustände belegen den Erfolg einer Entsäuerungstherapie. Bereits unsere ärztlichen Vorfahren hatten diese Tatsachen beobachtet und ihre therapeutischen Folgerungen daraus gezogen. Warum sollte dies nicht auch heute wieder möglich sein? Dann wird so mancher Irrweg des „sauren Menschen" ein sicheres Ende finden.

Anderenfalls wird die Zahl der chronisch Kranken immer mehr zunehmen. Jedes zweite Kind leidet bereits an chronischem Hautausschlag oder Neurodermitis. Das Heer der Rücken- und Fußkranken wird immer größer. Das Krankenversicherungssystem steht kurz vor der finanziellen Katastrophe. Bis zum Jahr 2000 werden noch einschneidende Veränderungen spürbar werden. Die Behandlungszeiten einer Kurmaßnahme wurden verkürzt. Aus der Sicht der Entsäuerung zu Recht, denn in 3 Wochen richtig ernährt und entsäuert ist wertvoller, als in

4 Wochen „sauer ernährt und nicht entsäuert". Vor kurzem führte ich ein Gespräch mit dem Chefarzt einer geriatrischen Reha-Klinik. Es stimmt mich nachdenklich, daß es auch für ihn als Chefarzt nur schwer realisierbar ist, die Ernährung für einen chronisch kranken alten Menschen (mit Sicherheit mit zugleich chronischer Übersäuerung) in eine basische Ernährungsweise zu ändern, die eben viele Beschwerden biochemisch natürlich lindern kann.

Erschreckend für mich aus der jahrelangen Erfahrung mit der Blutmessung nach Jörgensen ist das Absinken der Pufferkapazitäten. Zunehmend sind auch junge Frauen betroffen, die dann oft an chronischen Verdauungsstörungen, Pilzerkrankung des Darmes bzw. des ganzen Körpers, Wetterfühligkeit, Ohrengeräusche, Schwindelzustände, Haarausfall und chronischem Hautveränderungen leiden.

Aktuell und sicher auch in vielen Fällen notwendig ist die Senkung des Cholesteringehaltes. Teure Medikamente werden dafür eingesetzt. Vergessen wird dabei aber die biochemische Kraft der Leber, die ja wieder selbst in das Säure-Basen-Geschehen eingebunden ist und ihre höchste Kraft im basischen Bereich hat. Als Beispiel möchte ich einen 75jährigen Patienten erwähnen, der nach Herzinfarkt eine plastische Korrektur der Herzkranzgefäße erhielt und der die strikte Einnahme eines fettsenkenden Medikaments aufgetragen bekam. Das Cholesterin war gesenkt, aber er fühlte sich völlig elend und kraftlos. Die Säure-Messung im Blut ergab völlig verminderte Pufferwerte. Erst die Entsäuerung gab diesem Mann wieder eine normale Lebenskraft und wieder Freude am Leben.

Vor kurzem kam ein Handwerker in die Sprechstunde, voll von Unruhe, Druck über dem Herzen, unklaren Bauchschmerzen, Schlaflosigkeit. Er sagte selbst, „er ist ganz ausgelaugt". Bedenken wir hier die Bedeutung dieses Sprichworts: „Ich fühle mich wie ausgelaugt" – bezeichnet es doch den wahren biochemischen Zustand unseres Körpers! Die Blutmessung ergab für einen Mann schwerste Verminderungen der Pufferwerte für die Säure im Blut. Nach einer speziellen Baseninfusion waren die schlimmsten Beschwerden leichter und er konnte eine dringende Terminarbeit fertigstellen. Natürlich ist für diesen Menschen die nachfolgende Ordnung seiner Ernährung, und vorübergehend auch die Einnahme von basischen Mineralpräparaten, notwendig.

Wir alle haben es also in unserer Hand, was wir aus unserer Gesundheit machen. Und Gesundheit können Sie sich nirgendwo kaufen, die echte, wahre Gesundheit müssen Sie sich selbst erarbeiten. Wenn Sie zu dieser Einsicht gekommen sind, dann haben Sie den Schlüssel für ein weiteres, wertvolles, schmerzfreies oder schmerzärmeres Leben bereits in Ihrer Hand!

Literatur

Bachmann/Schleinkofer: Die Kneipp-Wassertherapie. Trias, Stuttgart 1992.

Beck/Oetinger-Papendorf: Durch Entsäuerung zu seelischer und körperlicher Gesundheit. Buchdienst Oetinger, 6. Auflage, Öhringen 1985.

Deutscher Naturheilbund, Jahrbuch 1992.

Friebel-Röhring/Wellmann: Wer ist Gesundheits-Killer Nr 1? Access Verlag, Königstein-Falkenstein, München 1992.

Kapfelsberger/Pollmer: Iß und Stirb. dtv-Sachbuch, 2. Auflage, München 1986.

Mar/Kleine/Windstosser: Krebshilfe durch Vollwertkost. Hädecke-Verlag, 3. Auflage, Weil der Stadt 1985.

Markus/Fink: Ich fühle mich krank und weiß nicht warum. Ehrenwirth Verlag, München 1990.

Mayr: Gaumenfreunden aus der Vollwertküche. K. F. Haug Verlag, Heidelberg 1990.

Mayr: Kneipp und die gesunde Ernährung. K. F. Haug Verlag, Heidelberg 1993.

Mayr: Die leichte bekömmliche biologische Küche. 4. Aufl. K. F. Haug Verlag, Heidelberg 1991.

Notelovitz/Ware: Aufrecht bis ins hohe Alter. Goldmann Verlag, München 1989.

Rauch: Blut- und Säfte-Reinigung. 19. Aufl. K. F. Haug Verlag, Heidelberg 1991.

Rauch/Mayr: Milde Ableitungs-Diät. 12., überarb. Aufl. K. F. Haug Verlag, Heidelberg 1992.

Rauch: Die Darmreinigung. 39. Aufl. K. F. Haug Verlag, Heidelberg 1992.

Rössler: Gesund durch Kneipp und seine Kur. 3. Aufl. K. F. Haug Verlag, Heidelberg 1979.

Strick: Mineralwasser und Heilwasser. Heyne Verlag, München 1989.

Walb/Heintze: Original Haysche Trenn-Kost. 43., überarb. Aufl. K. F. Haug Verlag, Heidelberg 1992.

Anhang

Merkblatt nach Dr. Rauch

Milde Darmreinigungskur im Sinne von Dr. F. X. Mayr

1. Täglich morgens nüchtern $^1/_4$ l lauwarmes Wasser mit 1 Teelöffel Bittersalz

2. Nach frühestens $^1/_2$ Stunde leichtes Frühstück

3. Nach rund 5 Stunden Mittagessen: leichte Kost

4. Abends: nur Melissen-, Fenchel-, Gänsefingerkraut-, Lindenblüten-, Salbeitee mit 1 Teelöffel Honig pro Tasse löffelweise zu sich nehmen!

5. Beim Essen größte Konzentration auf Kauen und Einspeicheln! Jeden Bissen 50mal kauen!!! Zählen!!! Je besser gekaut und eingespeichelt wird, desto schneller kommt die Gesundung!

6. Bei Durst-, Hunger-, Leeregefühl, Übelkeit, aber auch sonst täglich Trinken von obigem Kräutertee oder Wasser. Trinkmenge 2–3 Liter am Tag!!!

7. Nach Möglichkeit vor dem Mittagessen Erholungspause oder Niederlegen für $^1/_2$ Stunde mit Wärmflaschenwickel auf dem Bauch.

8. Morgens und abends Trockenbürsten des ganzen Körpers (1 Min.), danach heiß und kalt duschen, dann mit trockenem Tuch intensiv warmreiben. Kaltduschen so: Erst einatmen, dann ausatmen und gleichzeitig kalten Strahl erst auf rechtes Bein, dann linkes Bein, dann rechten Arm, linken Arm, zuletzt Brust und Rücken.

9. Abends möglichst früh schlafen gehen, spätestens 22 Uhr, mit Wärmflaschenwickel auf dem Bauch.

10. **Verboten: Bohnenkaffee, Zucker** (Süßigkeiten, Schokolade, Kuchen), **Obst** (auch Kompott und Fruchtsäfte), **Alkohol, fettes und schwerverdauliches Essen, Nikotin, Medikamente** (außer biologischen Medikamenten)

11. **Merksätze für richtiges Essen:**

   – Nimm Dir genügend Zeit, mindestens $^1/_2$ Stunde!
   – Richte die Speisen appetitlich an!
   – Iß langsam, in Behaglichkeit und Muße!
   – Nimm nur kleine Bissen in den Mund!
   – Sorgfältig kauen und einspeicheln!
   – Genieße jeden Bissen ausschmeckend!
   – Wende Deine Aufmerksamkeit allein dem Essen zu!
   – Sorge für ein kaufähiges Gebiß; ein passendes künstliches ist schlechten eigenen Zähnen überlegen!

Merkblatt Fastenkur

Allgemeines:

Fasten ist eine freiwillige, zeitlich begrenzte Nahrungs-
enthaltung, die es schon immer gab. Seit Jahrtausenden
wird aus zweierlei Gründen gefastet: aus religiösen Gründen oder zur Heilung von akuten und chronischen Krankheiten. Von Tieren ist bekannt, daß sie sich bei Krankheiten zurückziehen und jegliche Nahrung verweigern. Auch
Kinder haben noch den natürlichen Instinkt, bei fieberhaf-
ten Krankheiten keine Nahrung aufnehmen zu wollen,
und sind vernünftiger als die Mütter, die dann eine Nahrung aufzwingen wollen.

Fasten hat sich bei folgenden Krankheiten bewährt:

Bluthochdruck, Koronare Herzkrankheit, Erwachse-
nen-Diabetes, Gicht, schmerzhafte Reizzustände der Ge-
lenke, Übergewicht, Oberbaucherkrankungen (Gallen-,
Magen- und Bauchspeicheldrüsenreizungen), chronische
Darmleiden, akute Infekte infolge Schwächung der Abwehr, allergische Erkrankungen.

Um in das Fasten hineinzukommen, schlage ich eine
Kurform für einen, zwei, drei oder mehrere Tage vor, die
jeder mit etwas Überwindung durchführen kann.

Vorschlag für den Ablauf:

Morgens 2 TL F. X.Passagesalz langsam mit $^1/_4$ l lauwar-
mem Wasser übergießen, oder 1 TL Bittersalz in gleiche
Wassermenge einrühren, und nüchtern trinken.

Morgens, mittags und abends 1 Glas Gemüsesaft
schluckweise trinken, noch besser mit einem kleinen Löffel
langsam einlöffeln. Dazu auch morgens 2–3 TL Kanne-Fer-
mentgetreide in Wasser gelöst oder in Joghurt eingerührt.

Zwischendurch viel Wasser und Tee (2–3 Liter am Tag!), z. B. Grüner-Hafer-Tee oder Kräutermischungen, keine Früchtetees, vormittags Gemüsebrühe (Fertigpräparate oder selbst zubereitet) trinken.

Vormittags und abends entweder 1 TL Alkala, 3 Tbl. Bullrich-Salz oder 3 TL Basica in Wasser auflösen und trinken!

In diesen Tagen nichts besonderes vornehmen, bei Schwäche Ruhepausen einlegen.

Viel gesundheitlichen Erfolg!

Fastenzeit – Heilungszeit

„Fasten" – was ist das eigentlich?

– Im strengen Sinne: nichts essen für 7–14–21–40 Tage, nur trinken, Kräutertees, Gemüsebrühe und viel Wasser.
– Im kirchlichen Sprachgebrauch: eine einmalige Sättigung am Tag, zu den anderen Tischzeiten eine kleine Stärkung.
– Im erweiterten Sinn: Verzicht = Abstinenz von Verschiedenem.

Wichtig: Freiwilligkeit!!!

Merksätze

– Faste, wenn Du keinen Hunger hast!
– Faste, wenn Du keine Zeit zu ruhigem Essen hast!
– Faste, wenn Du überfordert oder übermüdet bist!
– Faste, wenn Du krank bist!

Verzicht = Abstinenz

Wenn strengeres Fasten aus verschiedenen Gründen nicht möglich ist, dann auf jeden Fall spürbarer Verzicht auf:

– Alkohol, Zucker (Süßigkeiten, Schokolade und ähnliches)
– Fleischabstinenz
– Genußmittel: Bohnenkaffee, schwarzer Tee
– *Rauchen einstellen:* Rauchen in Gegenwart eines Nichtrauchers, besonders eines Kindes, ist Mißachtung der Nächstenliebe!!!

Anregungen zur inneren und äußeren Körperreinigung

– Morgens nüchtern $^1/_4$ l lauwarmes Wasser trinken

- Morgens und abends Trockenbürsten des ganzen Körpers, dann heiß und kalt duschen, mit trockenem Tuch intensiv warmreiben
- wenn möglich auch Sauna oder Dampfbad besuchen

Rezept für „Waldkirchner Fastensuppe"

Zutaten für 4 Personen:

100 g rohe Kartoffeln, 200 g Karotten, 100 g Sellerie, 100 g Lauch, 1,5 l Wasser, Majoran, Kümmel, Thymian, Meersalz, 3 EL Sauerrahm, 2 TL Kräuter (Petersilie, Schnittlauch)

Zubereitung:

1. Wurzelwerk waschen und in größere Stücke schneiden.
2. Geschälte Kartoffeln würfeln, zum Wurzelwerk geben und mit Wasser auffüllen, leicht kochen lassen, Kochzeit ca. 20 Min.
3. 10 Min. vor dem Garwerden Majoran, Kümmel und evtl. Meersalz zugeben.
4. Mit Mixer pürieren oder durch Sieb passieren.
5. Mit gut abgerührtem Sauerrahm vollenden. Nicht mehr kochen!
6. Frischgehackte Kräuter darüberstreuen.

Eßweise:

Mit kleinem Löffel essen, jeden Bissen einspeicheln, Beilage: altbackenes Roggenbrot.

Informationsadressen

Labor Dr. Bayer (für Sander-Test)
Bopserwaldstr. 26
70184 Stuttgart
Telefon 07 11/16 41 80

Internationale Gesellschaft der Mayr-Ärzte
Postfach 10 28 69
69018 Heidelberg

Internetadresse:
www.saeure-basen-forum.de

Ihr praktischer Einkaufs-Führer zu diesem Buch

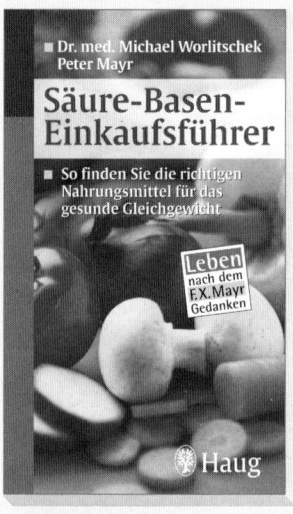

Dr. med. Michael Worlitschek
Peter Mayr

Säure-Basen-Einkaufsführer

So finden Sie die richtigen Nahrungsmittel für das gesunde Gleichgewicht

Leben nach dem F.X. Mayr Gedanken

Haug

- Hier sehen Sie sofort, welche sauren, basischen und neutralen Lebensmittel sich am besten kombinieren lassen.

- So bewerten Sie jetzt auch Restaurant-Menüs oder Ihre Liebings-Fertigprodukte richtig.

- Der schnelle Einkaufs-zettel im handlichen Taschen-Format.

108 S., 3 Abb.
€ 6,45 [D] / SFr 12,–
ISBN 3-8304-2053-6

Karl F. Haug in
MVS Medizinverlage Stuttgart
GmbH & Co. KG
Postfach 30 05 04
70445 Stuttgart

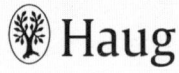

Haug

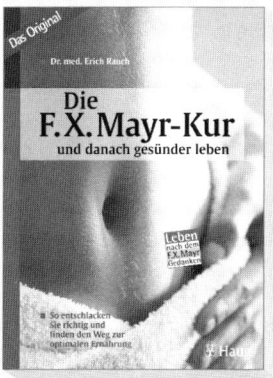
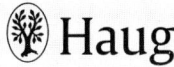